口から始める健康と美容

【編著】　姫路獨協大学教授　谷口泰造
【共著】　大阪大学大学院教授　仲野和彦
　　　　　神戸大学医学部附属病院薬剤部　山本和宏
　　　　　神戸大学大学院博士課程　渡邉愛未
　　　　　ABO歯科クリニック院長　英保武志
　　　　　くぼ歯科・くぼ鍼灸院院長　久保茂正
　　　　　子宝カウンセラーの会理事長・産業医科大学非常勤講師　邵　輝
　　　　　美容歯学普及協会会長　山田一夫

写真 1-2 細胞に付着・侵入したコラーゲンタンパクをもつむし歯菌

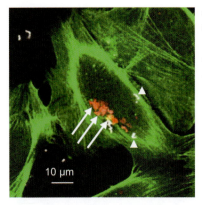

中央に見える楕円形をしているのが血管内皮の細胞です。矢頭は細胞に付着している菌を、矢印は細胞内に侵入して塊を形成している菌を示しています。

写真 1-3 抜歯前後の様子

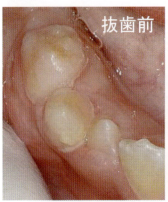 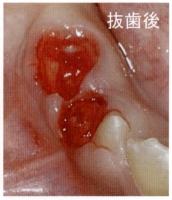

生え変わりの問題の解決のため、2本の乳歯を抜いた症例です。
抜歯後はかなり出血している様子がわかります。

※カラー掲載したほうがわかりやすいものについては巻頭で紹介しています

写真 1-5 　脳出血させたマウスの脳

摘出したマウスの脳

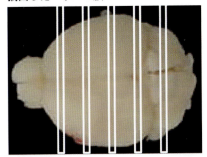

出血の度合いの評価は、マウスから脳を摘出後に一定間隔でスライスして、それぞれの出血面積をコンピュータ上で計算します。
以下は、左の写真上で示す五つの切り口における出血像を示しています。

生理食塩水を投与した群

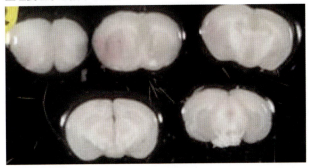

コラーゲン結合タンパクをもつ S. mutans を感染させた群

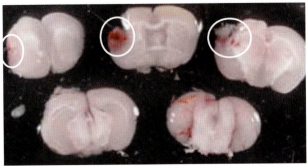

※白丸囲みは出血領域を示します。

写真 1-6 マウスの腸組織像

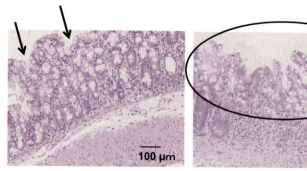

生理食塩水を投与した群の腸組織

コラーゲン結合タンパクをもつ S. mutans を感染させた群の腸組織

※矢印は上皮が軽度に破壊されている様子、丸囲みは著しい上皮の破壊を示します。

写真 1-7 摘出したマウスの肝臓とその組織像

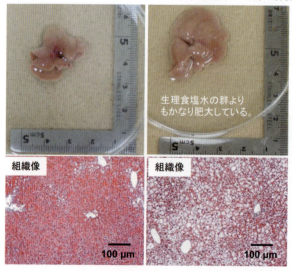

生理食塩水を投与した群の肝臓組織

コラーゲン結合タンパクをもつ S. mutans を感染させた群の肝臓組織

生理食塩水の群よりもかなり肥大している。

組織像

組織像

※右側の組織像では左側の組織像と比べて、脂肪の蓄積が著しい。

写真 3-1 ABO式マウスピース

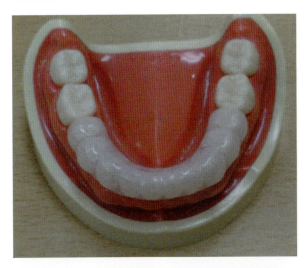

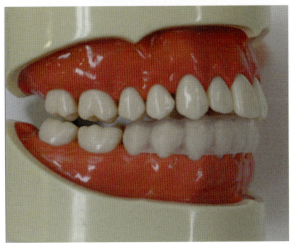

写真 4-1
正常舌／舌：淡紅、苔：無〜薄白

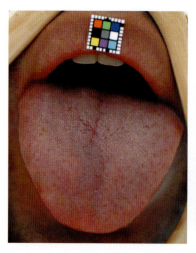

写真 4-2
淡白舌／気血両虚証（元気がなく、栄養不足）、虚寒証（寒がり）

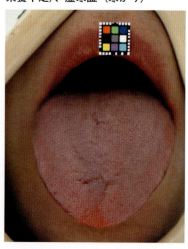

写真 4-3
紅舌／熱証（実熱―機能亢進や発熱、虚熱―水分不足で身体内部から熱）

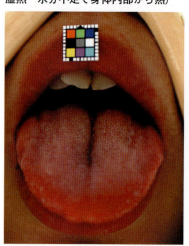

写真 4-4
絳（深紅）舌／実熱証（機能亢進や発熱が進行―お風呂沸かしすぎ状態）

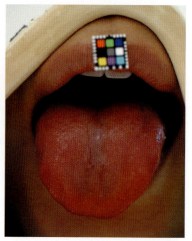

写真 4-5
絳（深紅）舌／虚熱証（水分不足による内熱が進行—お風呂空焚き状態）

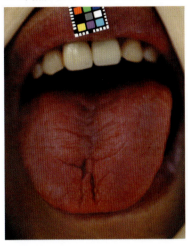

写真 4-6
紫、暗（紅）舌／血瘀証（血の滞り、ドロドロ血液状態）

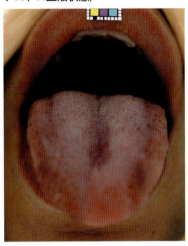

写真 4-7
胖（分厚く）大舌／気虚証（元気がない）、水液停滞証（水分代謝障害）

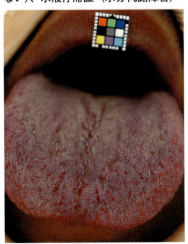

写真 4-8
痩薄舌／気血両虚証（元気がなく、栄養不足）

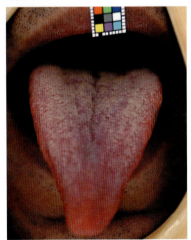

写真 4-9
歯痕舌／気虚証（元気がない→ストレスで歯ぎしり、くいしばり）、水液停滞証（水分代謝障害）、低位舌（嚥下力低下、むせる、飲み込みにくい）

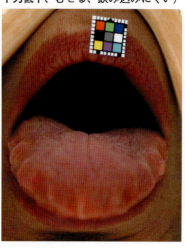

写真 4-10
点刺舌／熱邪（機能亢進、発熱、甘いもの摂りすぎ）

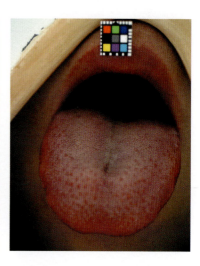

写真 4-11
裂紋舌／津液不足証（水分不足、水分代謝異常）

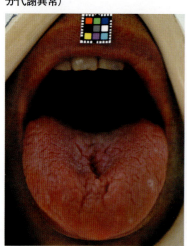

写真 4-12
鏡面舌／陰虚証（水分不足、栄養不足が進行）

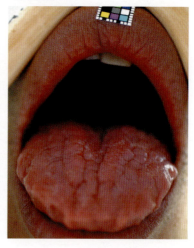

写真 4-13
白苔／表証（熱性疾患の初期）、寒証（機能低下、冷え）

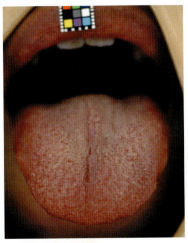

写真 4-14
黄苔／熱証（機能亢進、発熱）

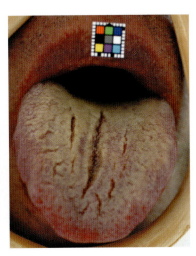

写真 4-15
地図状舌（苔の形が毎日変化）／病状複雑―ホルモン、免疫のバランス異常など

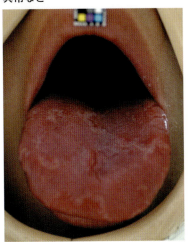

写真 4-16
薄苔／病邪が浅い

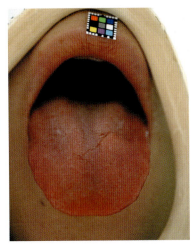

写真 4-17
厚苔／病邪が深い

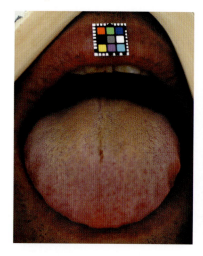

写真 4-18
燥苔／津液不足証（水分不足で乾いている）

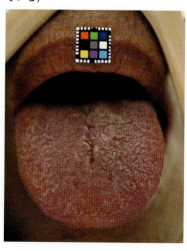

写真 4-19
膩苔／湿証（水分代謝異常）、食積（消化不良）

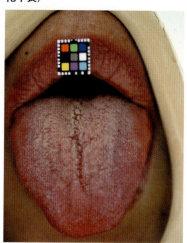

写真 4-20
腐苔／重篤（疾病の慢性化、複雑化）

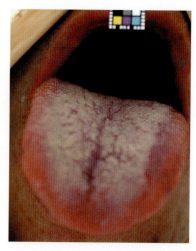

写真 4-21
77歳男性／初診時

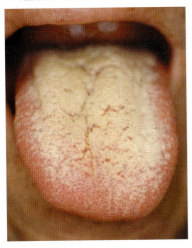

写真 4-22
77歳男性／漢方薬併用2週間後

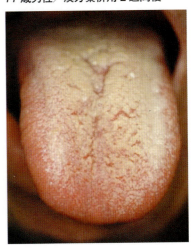

写真 4-23
77歳男性／漢方薬併用1ヵ月後

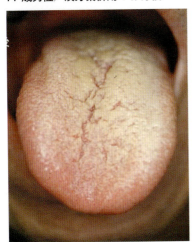

写真 4-24
77歳男性／漢方薬併用4ヵ月後

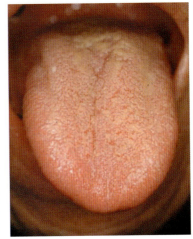

写真 4-25
42歳女性／初診時

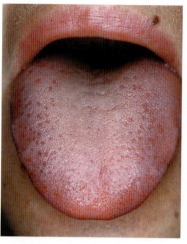

写真 4-26
42歳女性／初診時

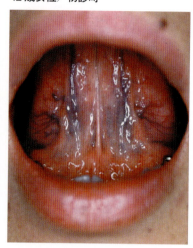

写真 4-27
42歳女性／漢方薬併用2ヵ月後

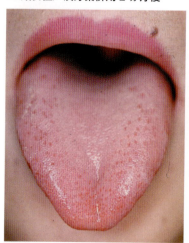

写真 4-28
42歳女性／漢方薬併用2ヵ月後

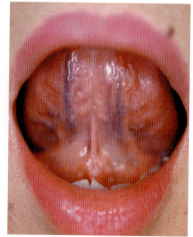

図 6-1 フットチャート（足裏反射区）

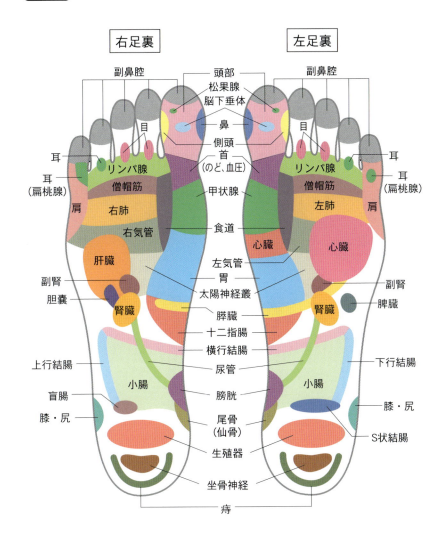

図 6-4 ガムチャート概略図（歯肉反射区図）

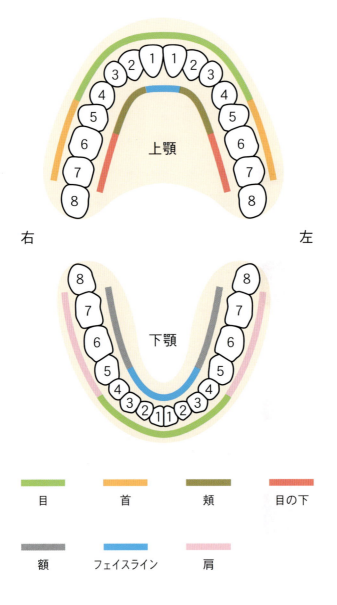

写真 6-11 デンタルリフレクソロジーによる体温の変化（サーモグラフィー）

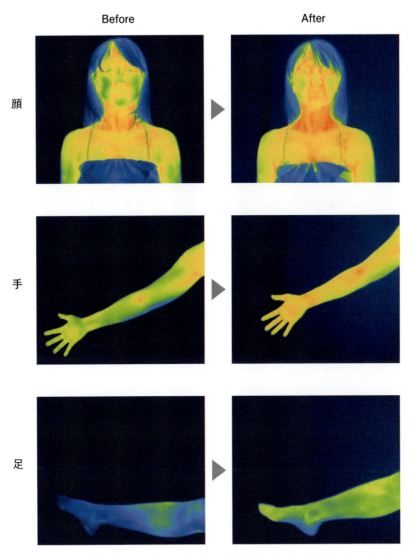

施術した口腔局所だけでなく、手足等の末梢まで、体温の上昇が見られました。自律神経が調整され、全身的に血行が改善されたことによると考えられます。

写真7-2 コラーゲン吸収24時間後の組織観察画像

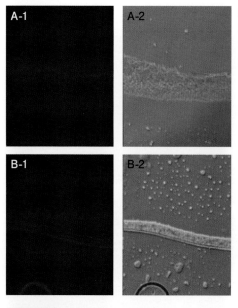

A：皮膚モデル RHE
B：口腔粘膜モデル HOE
(A-1とB-1：コラーゲンに起因する蛍光画像、A-2とB-2：可視光画像)

写真7-3 ヒアルロン酸ナトリウム吸収24時間後の組織観察画像

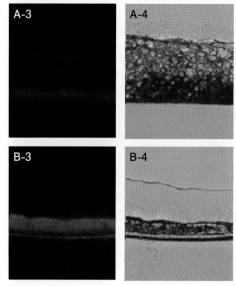

A：皮膚モデル RHE
B：口腔粘膜モデル HOE
(A-3とB-3：ヒアルロン酸ナトリウムに起因する蛍光画像、A-4とB-4：可視光画像)

はじめに——「口は健康の入り口、心の出口」です

『口から始める健康と美容』というタイトルを見て皆さんはどう思ったでしょうか。健康と美容には何をどのように食べるかが大事という、「医食同源」に関する本だと思ったのではないでしょうか。

健康と美容に食べ物が大事なことは当然ですが、この本では食べ物の話は出てきません。医食同源に関する話題は他のたくさんの著作に譲り、この本では、口そのものと、健康と美容とのかかわりについて、最近の研究成果をまじえ紹介します。

まず、口の重要性はペンフィールドのマップ（18ページ上図）を見るとよくわかります。これは、脳が身体のどの部分とつながっているかを示したものです。そして、脳に占める大きさを立体的にしたものが18ページの下図です。これを見るといかに多くの部分が口の働きに関係しているかがわかります。

また東洋医学の観点からとらえると、口は経絡を通じて全身の器官とつながっています。

つまり、口を不健康にしていると全身の病気につながるおそれがあるということなのです。口はまさに生命をつかさどる役割をもっているといっても過言ではありません。

これまで口の領域については、明治時代に医学と歯学が分離されて以来、横断的な研究があまり行われてきませんでした。そのため、口と全身のかかわりについての解明が進んでこなかったのが実状で

ペンフィールドのマップ

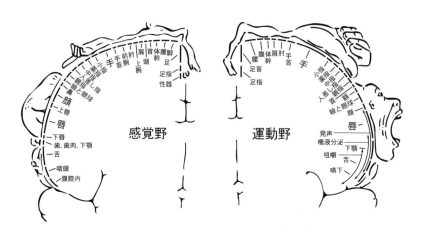

ペンフィールドのホムンクルス

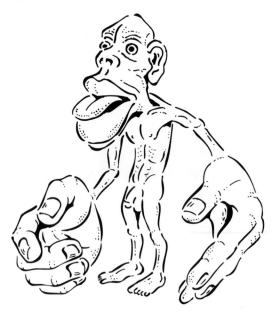

す。日本においてはいまだに口の健康の大切さが一般の方々に広く伝わっているとはいいがたい状況です。

　そこで、この本では歯学、薬学、医学さらには、伝統的な東洋医学の専門家に口と全身の健康、美容とのかかわりを領域横断的に紹介していただきました。執筆にあたっては、専門家はもちろんのこと、できる限り多くの読者に理解いただけるようあまり専門用語を使わないように配慮いただきました。

　第1章～第4章では口と全身の健康、病気のかかわりについていくつかの視点から書いています。
　第1章では、口の中にあるむし歯菌がむし歯を引き起こすだけでなく、血液中に入り込むことによって肝臓病や脳出血、心臓病などの重篤な病気の一因となっていることを明らかにします。
　第2章では、口内炎の要因を解説するとともに、口内炎が全身性疾患とかかわりの深いものであることを解説します。
　第3章では、歯ぎしりや食いしばりが肩こりや頭痛のみならず、全身のさまざまな疾患を引き起こすメカニズムを紹介するとともに、最新の治療法についても紹介します。
　第4章では、歯科治療に東洋医学が用いられてきた歴史を振り返るとともに、口の中の病気についてどのような東洋医学のアプローチがあるかを解説しています。

　第5章以降では、口が美容にとっていかに大事かを書いています。
　第5章では、東洋医学の経絡の切り口から、経絡を通して口が全身とつながっていることを明らかにし、ツボを刺激することが口の病気にも効果があることを説明します。

第6章では、補完・代替療法のひとつであるリフレクソロジーに基づき、口のマッサージが、口の中の健康だけでなく、全身の美容と健康にアプローチできることを解説し、反射区を使った施術事例についても紹介します。

　第7章では、コラーゲンやヒアルロン酸などの高分子物質の投与経路について、口の粘膜を通じた方法が高い吸収を示すことを明らかにした研究成果を紹介します。

　健康で長生きすること、またいつまでも美しくあることはすべての人にとっての大きな願いです。「口は健康の入り口、心の出口」。口のケアによって健康、美容を向上させることができればおのずと心も明るくなり、心身ともに健やかに毎日を送ることができるようになります。

　この本を通じて、健康と美容に口がいかに大きな役割を果たしているかを再認識していただくことができれば幸いです。

　本書を刊行するにあたり、多くの方々にご尽力をいただきました。

　企画趣旨に賛同してくださり、ご執筆の労をおとりいただいた先生方、推薦のお言葉をご寄稿いただいた明海大学歯学部口腔小児科学分野教授・渡部茂先生、フリーアナウンサーの松田朋恵さん、本書の編集に携わっていただいた株式会社パブラボの田中智絵さん、フリーライターの山口裕史さん、そして企画の段階から脱稿まで陣頭指揮をとってくださり、常に励ましてくださった株式会社ビオスタ代表取締役の髙木滋樹様。

　皆様に深甚なる謝意を捧げます。本当にありがとうございました。

谷口泰造

目次

はじめに──「口は健康の入り口、心の出口」です　17

第1章　むし歯菌の全身への影響

大阪大学大学院歯学研究科口腔分子感染制御学講座（小児歯科学教室）教授
仲野和彦

はじめに　29
むし歯菌のタイプと菌血症　30
　（1）むし歯菌　30
　（2）コラーゲン結合タンパクをもつむし歯菌　34
　（3）口の細菌によって引き起こされる菌血症　35
むし歯菌が人体に及ぼす影響　36
　（1）歯科治療と感染性心内膜炎　36
　（2）むし歯菌の心臓への影響　38
　（3）むし歯菌の脳への影響　40
　（4）むし歯菌の腸への影響　42
　（5）むし歯菌の肝臓への影響　43
おわりに　45

第2章　口内炎の要因と口腔ケアについて

神戸大学医学部附属病院薬剤部　　神戸大学大学院医学研究科薬物動態学分野博士課程
山本和宏　　　　　　　　　　　**渡邉愛未**

はじめに　55
口内炎の分類　55
口内炎にかかわるさまざまな要因　56
　（1）口内炎と全身性疾患　56
　（2）口内炎と遺伝子　57
　（3）口内炎と喫煙　58

（4）口内炎と栄養素　58
　　（5）口内炎と薬物　58
　　（6）抗がん剤による口内炎　59
　　（7）口内炎と感染症　60
　　（8）口内炎と口腔乾燥症　61

口内炎予防のための口腔ケア　63
　　（1）器質的ケア　63
　　（2）機能的ケア　64

第3章　歯ぎしり・食いしばりと全身との関係

ABO歯科クリニック院長
英保武志

歯を失う三つの原因とは　71

歯ぎしり・食いしばりとは　71
　　（1）歯ぎしりと食いしばりの違い　71
　　（2）原因はストレス　72

歯ぎしり・食いしばりが引き起こす身体の変調　73
　　（1）歯や歯質への悪影響　73
　　（2）歯周組織への悪影響　74
　　（3）顎関節への悪影響　74
　　（4）全身への悪影響　74

歯ぎしり・食いしばりの対処法　75
　　（1）敵視するのではなく上手に付き合っていく　75
　　（2）マウスピース装着によるアプローチ　76
　　（3）漢方薬によるアプローチ　79

おわりに　81

第4章 歯科領域における漢方薬と生薬

くぼ歯科・くぼ鍼灸院院長
久保茂正

歯科治療と漢方 87
 （1）感染症との闘い 87
 （2）漢方＝東洋医学である 88
 （3）漢方薬7方剤が歯科保険適応になっている 89

東洋医学の診断方法 93
 （1）望診 93
 （2）問診 93
 （3）聞診 94
 （4）切診 95

診断の近道 ── 八綱弁証と気血水弁証を理解する 95
 （1）八綱弁証の漢方診断 95
 （2）気血水（津液）弁証の漢方診断 98
 （3）臓腑弁証（五行と臓腑関係）の漢方診断 99

問診でのイメージを明確する舌診 100
 （1）舌色について 100
 （2）舌形について 101
 （3）苔色について 101
 （4）苔質について 102

東洋医学でのアプローチをした症例 102
 （1）患者：77歳男性 102
 （2）患者：42歳女性 103

おわりに 104

第5章 美容領域における口・歯とツボの関係

一般財団法人子宝カウンセラーの会理事長・産業医科大学非常勤講師
邵輝

はじめに 109
ツボ（経穴）とは 109
　（1）経絡とツボ（経穴）の関係　109
　（2）経絡という川を掃除する　111
　（3）経絡の働き　111
　（4）経脈と絡脈を合わせて「経絡」　112
口の美容とツボの関係 113
　（1）手の陽明大腸経　113
　（2）足の陽明胃経　115
　（3）足の太陰脾経　117
　（4）手の少陽三焦経　117
　（5）足の少陽胆経　120
　（6）任脈　120
美顔のツボあれこれ 123

第6章 デンタルリフレクソロジーによる美容と健康へのアプローチ

美容歯学普及協会会長
山田一夫

はじめに 127
リフレクソロジーとは 127
　（1）「反射区」を刺激して身体を活性化させる　127
　（2）反射区とツボの違い　128
デンタルリフレクソロジーとは 129
　（1）デンタルリフレクソロジーの原理　129

（2）デンタルリフレクソロジーの定義　131

デンタルリフレクソロジーの実践　132
　　（1）口腔内観察　132
　　（2）口腔内トリートメント（ベーシック）　132
　　（3）デコルテ、後頭部、耳の反射区　134

デンタルリフレクソロジーの効果　138
　　（1）外見的変化に即効性　138
　　（2）ストレス低減にも効果　138
　　（3）セロトニン神経活性作用　141

おわりに　143

第7章　口腔粘膜と美容

姫路獨協大学薬学部分子病態学研究室教授
谷口泰造

はじめに　147

「塗る」「食べる」コラーゲン・ヒアルロン酸への疑問　147
　　（1）コラーゲンとヒアルロン酸　147
　　（2）機能を発揮する形で取り入れられていないのが実情　149

有効成分を効率よく体内に吸収させるには　150
　　（1）口腔粘膜の利用　150
　　（2）検証実験　151

口腔粘膜から健康と美を考える　155
　　（1）口腔粘膜の働き　155
　　（2）口腔粘膜を用いた健康・美容法の課題と可能性　156

....

口腔の健康は全身の健康の礎です──推薦の言葉
　　　　　　明海大学歯学部形態機能成育学講座口腔小児科学分野教授　渡部　茂　161

「美容と健康」のために有効な情報が満載です──推薦の言葉
　　　　　　　　　　　　　　　　　フリーアナウンサー　松田朋恵　162

第 1 章

むし歯菌の全身への影響

大阪大学大学院歯学研究科口腔分子感染制御学講座
（小児歯科学教室）教授

仲野和彦

むし歯菌の全身への影響　第1章

はじめに

　むし歯と歯周病（歯肉炎と歯周炎の総称です）は、歯科における二大疾患として認識されています[1, 2]。むし歯は、ミュータンスレンサ球菌という口の中に存在する細菌が、グルコシルトランスフェラーゼという酵素を使って砂糖を代謝して歯垢（専門的にはデンタルプラークといいます）を作っていく際に生じる酸によって歯が溶けていく現象です。

　図1-1Aに示しますように、溶けている箇所が歯の表面のエナメル質というところまでですと（検診などで聞かれるC1という状態です）特に症状はないのですが、その内側の象牙質というところまで溶けていきますと（C2という状態です）しみたり痛んだりといった各種の症状が出てきます。それでも放置していますと、その内側の神経や血管の存在するスペースまで破壊が進み（C3という状態です）痛みの症状が増していきます。

　口の中には唾液1 mLあたりだいたい1000から10万個くらいのむし歯菌をもつ人が多いのですが、歯の破壊とともに菌がこのスペースに直接入ってくることができるようになります。それでも放置していますと、歯の見える部分がほとんど溶けてしまい根だけになってしまいます（C4という状態です）。その後は、神経や血管が壊死して膿を作って根の先の骨を溶かしてしまいます。

　このように、むし歯が進行して神経や血管が露出した状態になりますと、むし歯菌はいとも簡単に血管に入り全身を巡ることが可能になります（**図1-1B**）。本稿では、むし歯を引き起こす口の中の菌が、何らかの原因で血管から血流に侵入してしまった際に全身で起こり得る現象について、最新の研究結果を織り交ぜてご説明したいと思

います。

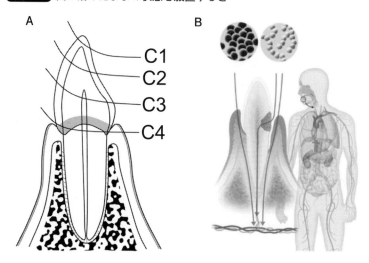

図 1-1　歯が溶けたままの状態を放置すると……

むし歯菌のタイプと菌血症

（1）むし歯菌

　むし歯を引き起こす主要な細菌として「ミュータンスレンサ球菌」が知られています。**写真1-1**には、さまざまな方法で撮影したミュータンスレンサ球菌の像を示しています。ミュータンスレンサ球菌は、レンサ球菌という名のとおり鎖のように連なった形に見えます。また、この菌を選択的に生育させる寒天でできた培地上ではコロニーと呼ばれる球形の形をしており、その表面はラフ（ミュータンスレンサ球菌のうち *Streptococcus mutans* という種類：*Streptococcus* はレンサ球菌という意味です）もしくはスムーズ（ミュータンスレンサ球菌のうち *Streptococcus sobrinus* という種類）な形に見えます。さらに、電子顕

微鏡で見てみると、楕円形の最小単位が数多く集合しているように見えます。

写真 1-1 ミュータンスレンサ球菌の像

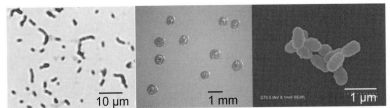

光学顕微鏡像　　　寒天培地上での見え方　　　電子顕微鏡像

　むし歯菌は歯ぐきや粘膜などの柔らかい組織には定着できず、歯という固い組織の表面でのみ定着できます。そのため、歯の生えていない生まれたばかりの赤ちゃんの口の中には、むし歯菌は定着していません[3]。生後6ヵ月から11ヵ月頃に最初の乳歯が生えてきますが、歯が生えると初めてむし歯菌の定着できる場所が提供されます。そして、最も身近で過ごしている人（主に母親）の唾液中から菌が伝播して赤ちゃんの口の中に定着していくことが多いと考えられています。

　ミュータンスレンサ球菌のうち、ヒトに存在しているのは、先ほど述べました*S. mutans*と*S. sobrinus*という2種類ですが、その他にもさまざまな動物に存在するミュータンスレンサ球菌もわかってきています。

　ミュータンスレンサ球菌は、菌の表面にあるラムノースとグルコースという糖で構成される多糖抗原の結合の仕方によって各血清型に分類されます[4]。図1-2に示しますように、ラムノースによる重合体がこの抗原の主骨格をなしており、グルコースは側鎖を形成しています。血清型はミュータンスレンサ球菌の分類上で主に用いられま

すが、それ自体が各種の免疫細胞に対してサイトカインと呼ばれる情報伝達に関与するタンパクの分泌を誘導する等の機能をもっていることも知られています。各血清型については、1970年にまずa型からe型が割り当てられて、その後1970年中頃から1980年頃にかけてf型からh型が割り当てられました。私たちが研究を開始した1990年代後半の時点ではa型からh型までに分類されており、S. mutansにはc型、e型、f型が、S. sobrinusにはd型、g型が存在していました。

図1-2 ミュータンスレンサ球菌の多糖抗原の結合

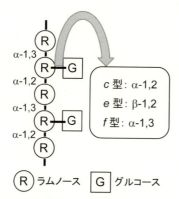

R ラムノース　G グルコース

α-1,2 などは糖と糖の結合様式を示しています。

　私たちは、1990年代の後半から、口の中ではなく血液中から分離されたS. mutansの分析を始めました。その結果、それまでの分類法では血清型が決定できない菌が存在することがわかりました[5]。その菌の表面の多糖抗原の組成を分析してみると、**図1-3**に示しますように、ラムノースは存在するもののグルコースがほとんど存在していないことがわかりました。そこで、この多糖抗原に対する抗血清を作製して、新しい血清型k型としました（h型の次ですので順番ではi型やj型になるところですが、表記上1と似て紛らわしいのでこれらを飛ばしました）[6]。

図 1-3 S.mutans 表面の多糖抗原の組成

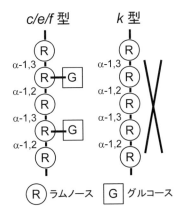

k型ではグルコースの側鎖が存在していません。

　一般的に、口の中に存在するS. mutansの約70〜80%はc型で、約20%はe型であり、f型は5%以下であり、k型はそれ以下の頻度であることがわかっています。実際に、100人の健常な人からS. mutansを分離して調べてみても、血清型k型の菌をもつ人は2〜3人しかいません[6]。

　しかし、心臓手術をした人から摘出された心臓弁を分析してみると、S. mutansが陽性の弁では血清型k型が高頻度で検出されることがわかりました[7]。また、ごく最近の外国における報告によりますと、心臓病をもつ子どもにおいては唾液中にk型のS. mutans菌が存在している頻度が高いことが示されています[8]。k型菌は、多糖抗原のうちラムノース重合体による主骨格はあるもののグルコース側鎖がないため抗原性がシンプルになっており、血液中で免疫系によって排除されにくい性状をもっているのではないかと考えられています[6]。

（2）コラーゲン結合タンパクをもつむし歯菌

　1993年に発表された論文では、10～20％のS. mutansにコラーゲン結合能をもつものが存在していることが記されています[9]。しかし、その後約10年間はその詳細についてよくわかっていませんでした。2004年になって、東京歯科大学の佐藤裕先生らのグループがS. mutansの表層に存在するコラーゲン結合タンパク（Cnmタンパク）の詳細を明らかにしました[10]。興味深いことに、このタンパクは口の中で主要な血清型c型に分類される菌やその次に頻度の多いe型に分類される菌にはあまり存在しておらず、口の中では頻度が極めて低いf型の菌に高い頻度で存在することが示されました[10]。

　その後、私たちのグループで、k型の菌に多く存在する新たなコラーゲン結合タンパク（Cbmタンパク）を明らかにし、このCbmタンパクはCnmタンパクに比べて、コラーゲンへの結合能がより強い傾向にあることもわかりました[11]。今のところ、S. mutansのもつコラーゲン結合タンパクは、このCnmとCbmのどちらかであるとされています。

　コラーゲン結合タンパクを作り出す遺伝子の働きを抑えることで、コラーゲン結合タンパクをもたない菌を人工的に作製することができます。このようにして作製した菌は、もともとの菌と比較してコラーゲン結合タンパク以外の構造は変化していませんので、コラーゲン結合タンパクの役割を検討する研究で重宝されます[12, 13]。例えば、**写真1-2**（2ページ）にはコラーゲン結合タンパクをもつむし歯菌が血管内皮細胞に付着したり細胞の中に侵入したりしている様子を示しています。一方で、この菌から人工的に作製したコラーゲン結合タンパクをもたない菌では、同じような条件下においてもその現象が見られなくなりました。このことは、コラーゲン結合タンパク

がコラーゲンに対する結合能をもっているだけではなく、血管内皮細胞への付着や細胞内への侵入に関与していることを示しています。

(3) 口の細菌によって引き起こされる菌血症

　抜歯などの血が出る歯科治療を行うと、口の中の菌が血液中に入っていくことは古くから知られていました（**写真1-3**。2ページ）。菌が血液中に入った状態を専門用語で「菌血症」といいます。歯科治療なら何でも血が出るというわけではありませんので、すべての歯科治療で菌血症が引き起こされることはないのですが、抜歯以外にも歯石の除去や歯ぐきに対する外科的な処置でも菌血症が生じることが知られています[14, 15]。2000年頃からは、このような明らかに菌血症を引き起こしそうな歯科治療だけではなく、日々のブラッシングやデンタルフロスの使用などでも出血し、口の中の菌がある程度血液中に入っていくことが示されています[16]。

　口の中には700種類ほどの菌が存在するとされており、歯垢1mgには約10億個の菌がいるといわれています。これらの菌のすべてが病気を引き起こすわけではありませんが、口の中の菌が血液中に簡単に入っていくことがあることは、あまり意識されていないのではないでしょうか。実際に血液中から分離されるのは、口の中に存在しているレンサ球菌が多く、S. mutansもそのひとつです。

　これまでに、ラットを用いてS. mutansによって生じる菌血症について検討したことがあります[17-19]。具体的には、生後6週の健常なラットに全身麻酔下で頸静脈から約1000万〜10億個のS. mutansを感染させました。すると、6時間後には全血液中に約5000個しか残っておらず、24時間後には約500個になり、48時間後にはほとんど存在しなくなりました。このラットにおいて、全身の炎症の状態を血液中の炎症マー

カーを用いて調べてみると、その値は24時間後をピークに減少し72時間後には菌を感染させる前の状態まで回復しました。

　このように、健康な状態であれば、菌が血液中に入ったとしても一時的にしか存在せず、時間が経つと菌が検出されない状態に戻ります。また、全身に生じる影響も一時的であり、血液中に存在する菌の量が減少していくのにしたがって次第に回復していきます。しかし、すべてが回復するわけではなく、以降で紹介するような病気を発症したり、各臓器へ悪影響を及ぼすこともあります。

むし歯菌が人体に及ぼす影響

（1）歯科治療と感染性心内膜炎

　感染性心内膜炎は、心臓の内膜や弁膜と呼ばれるところに菌や血小板などの塊を作ってしまうことによって生じる病気です[20, 21]。皮膚などに存在するブドウ球菌と呼ばれる菌によって引き起こされる場合は、急激に進行することが知られていますが、口の中のレンサ球菌が引き起こすものは、進行が緩やかであることが知られています。実際には、塊の中に菌が長く存在しますので、長期間原因がよくわからない微熱が続くということから診断に至ることも多いようです。その他にも、塊の中の構成物がはがれて血液中を回ってしまい、各臓器において血管を詰まらせることもあるようです。このような塊ができてしまうと、心臓弁がうまく働かなくなることによって心臓の機能が低下してしまい、放置した場合には心不全から死にも至ることがあるとされています。

　治療法としては、抗生物質を長期投与することで、塊の中の菌を

叩こうとするのですが、塊の中まで抗生物質が浸透しにくいため症状が緩和せず、長期間の入院を余儀なくされることも多いようです。また、塊が大きくなってしまった場合には、外科手術によって心臓弁を人工の弁に置き換えなければならないこともあるようです。

　感染性心内膜炎は、日々の診療において私たち歯科医が最も念頭に置いている病気のひとつです。生まれながらに心臓に病気をもたれている人などの感染性心内膜炎の発症リスクが高いとされている人に対して、抜歯などの菌血症が生じる歯科治療を行う場合は、術前に抗生物質を服用してもらいます（図1-4）。このように、血液中における抗生物質の濃度を上げておくことで、血液中に菌が入ったとしても叩けるようにしておいてから歯科処置を行います。

図1-4　感染性心内膜炎発症リスクの回避

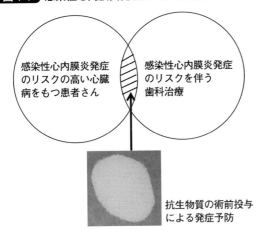

どのような心臓の状態の人が高い発症リスクであるかは、日本循環器病学会が示している「感染性心内膜炎の予防と治療のガイドライン」[22]に詳細に示されていますが、心臓の病気の状態が複雑なこともあるため、一般的には主治医の先生に相談をすることがほとんどです。ガイドラインの中には、抜歯などの出血を伴う歯科処置を行う

場合だけでなく、むし歯や歯周病を放置しておいても感染性心内膜炎のリスクが上昇すると記されています。実際には、歯周病を引き起こす菌はほとんど感染性心内膜炎の原因菌にはならないことがわかっていますので[23]、S. mutansをはじめとした口の中のレンサ球菌が感染性心内膜炎の発症リスクを上昇させるのではないかと考えています。

（2）むし歯菌の心臓への影響

　何らかの理由で菌血症が生じると、S. mutansも血流を巡り全身を回ることになり、到達した臓器で病気を引き起こすことも考えられます。しかし、一般的には血管の内皮に傷害がない場合は、その部分に血小板が集まったり、菌が付着することはなく、全身を巡っている菌もやがて白血球など免疫系の働きによって排除されます。

　私たちは、各種心臓弁における閉鎖不全や狭窄症の診断のもと、心臓弁置換術を行うことになった患者さんから摘出された心臓弁を提供いただき分析する機会がありました（**写真1-4**）[24, 25]。これらの患者さんでは、感染性心内膜炎を発症してはいませんでしたので、摘出した心臓弁から生きた菌が分離されることはほとんどありませんでした。

写真1-4 心臓弁膜症による心臓弁置換術の際に摘出した心臓弁

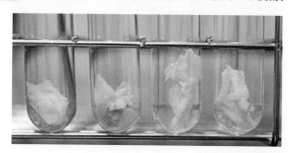

そこで、心臓弁を無菌的に細かく切断後に菌のDNAを抽出して S. mutans を特異的に検出できる方法を用いて検討しました。すると、約40〜50%の心臓弁において S. mutans のDNAが検出されました。DNAを検出したということは、必ずしも生きた菌の存在を示すわけではないのですが、口の中の S. mutans が血液中に侵入していき、心臓弁に結合していたのかもしれないことを示しています。もちろん、血液中を回っている S. mutans がたまたま心臓弁に存在したところを偶然検出しただけであるという可能性もありますが、この研究を行った当時は、その頻度の予想外の高さに大変驚きました。さらに、S. mutans 陽性の心臓弁において血清型を分析してみると、c型の頻度が極めて低く、f型やk型といった口の中ではマイナーな血清型が多く検出されました。このことから、f型やk型のS. mutansは血液中に残りやすいのではないかと考えています[26]。

　S. mutans が実際に感染性心内膜炎を引き起こした症例は多数報告されています[27, 28]。これらの報告では、S. mutans をむし歯菌というよりも、感染性心内膜炎を起こす能力のある口の中のレンサ球菌のひとつという位置付けで扱っています。私たちは、S. mutans ならどのようなものでも感染性心内膜炎を引き起こすということではなく、病原性の高い性状をもった菌や病原性の低い性状の菌があるのではないかという仮説を立てて検討してきました。そして、S. mutans のうちコラーゲン結合タンパクをもっているものが高い病原性をもつのではないかという考えに至りました[29, 30]。何らかの理由で傷害を受けた心臓の弁膜ではコラーゲンが露出しているため、コラーゲン結合タンパクをもっている菌がそこに付着しやすいのではないかという考え方です。現在、さまざまな基礎実験や動物実験などでこの仮説について検討しているところです。

（3）むし歯菌の脳への影響

　感染性心内膜炎の合併症のひとつに脳出血が挙げられています[20-22]。実際に、私たちが分与を受けた血液中から分離したS. mutansの中にも、感染性心内膜炎にくも膜下出血を誘発した患者さんから分離された菌がありました[5]。そこで、この菌を用いてマウスの脳出血モデルを使って脳出血への病原性について検討してみることにしました[31, 32]。

　脳出血モデルは、生後6週ぐらいのマウスにおいて、全身麻酔下で脳の中大脳動脈という血管を露出させ、特殊な光を当てることで血管の内皮に傷害を与え軽度の出血を引き起こすものとしました。血管に傷害を与えると同時に約1000万個の菌を頸静脈から感染させて、24時間後に脳を取り出して出血の度合いを検討しました。**写真1-5**（3ページ）にコラーゲン結合タンパクをもっている菌を感染させた群のマウスから摘出した脳を一定間隔でスライスしたものを示します。向かって左側が血管に傷害を与えたほうの脳ですが、写真上で白く囲んでいる箇所で、脳の内部にまで著しい出血が認められました。一方で、血管に傷害を与えていないほうの脳では、全く出血は認められませんでした。

　また、先ほど述べました人工的に作製したコラーゲン結合タンパクを発現できないようにした菌では、血管に傷害を与えた側の脳においても、出血の悪化が認められなくなりました。一般的に、血管内皮に傷害が生じ出血を生じた際には、血小板が寄ってきて止血するように導かれるはずですが、血液中に入ったコラーゲン結合タンパクをもつS. mutansは、血管の傷害部に集積することで血小板の凝集を妨げるとともに、血管内皮のコラーゲンの分解酵素の働きを強めることで、出血を悪化させていくことが考えられました。

次に、大腸菌を使用して、コラーゲン結合タンパクを作り出す遺伝子を操作して人工的にこのコラーゲン結合タンパクを作製し、血液中に投与してみました。すると、コラーゲン結合タンパクをもつ S. mutans が引き起こした脳出血の悪化の現象が、この人工タンパクの投与だけでも認められることがわかりました。

　次に、先天的に高血圧で脳卒中を起こしやすいラットを用いて検討することにしました[31, 32]。このラットのモデルはヒトにおいて生じる脳卒中に近い現象を引き起こすことが知られています。具体的には、生後12週ぐらいのラットに、高血圧を維持するよう実験期間中は飲料水として0.5％の食塩水を与え続けました。そして、約1000万個のコラーゲン結合タンパクをもっている菌を1日目、3日目、8日目、10日目に尻尾の静脈より感染させると、次第に麻痺症状が見られるようになりました。そして、実験開始から15日目に脳を摘出して分析してみると、菌を感染させていないグループに比べて、多量の出血が認められました。

　さらに、脳出血を引き起こして入院した人から分離した S. mutans を調べてみると、全体の約50％がCnm陽性でした[31, 32]。これは、一般的な10〜20％というCnm陽性の頻度よりも明らかに高く、統計分析を行ってみるとCnm陽性の S. mutans をもつ人はCnm陰性の S. mutans をもつ人に比べて4倍程度脳出血発症へのリスクが高くなるということが示されました。また、実際に脳出血を起こした人から分離したCnm陽性の S. mutans 菌を用いて前述のマウスモデルで評価してみると、中等度から重度の出血の悪化を示しました。Cbmに関しては、マウスモデルで同様の出血の悪化を示すことを確認しましたが、ヒトを対象とした研究はこれから行う予定です。

（4）むし歯菌の腸への影響

　マウスの脳出血モデルを用いて研究していくなかで、コラーゲン結合タンパクをもつ S. mutans を感染させたマウスの腸を観察してみると、正常のものが少なく炎症が生じているものが多いような気がしていました。そこで、マウスの腸炎モデルを使って、むし歯菌と炎症性腸疾患の関係について検討してみることにしました[33, 34]。

　炎症性腸疾患は、主として消化管に原因不明の炎症を起こす慢性疾患の総称で、潰瘍性大腸炎とクローン病に大別されます。症状としては、血便、粘液便や腹痛などを特徴とし、寛解と再燃を繰り返すことを特徴としています。根本的な治療法はいまだ確立されておらず、厚生労働省により難病に指定されており、日本における累積患者数は10万人を超えるとされています。

　私たちの研究で使用したマウス腸炎モデルは、生後7週のマウスにデキストラン硫酸ナトリウムという物質を飲料水に溶かして飲ませることで、人工的に軽度の腸炎を生じさせるものです[33, 34]。

　その後、約1000万個の菌を頸静脈から感染させて、マウスの糞便に血液が混じっていないか、もしくは下痢が生じていないかなどを毎日観察することで、腸炎の悪化を評価します。すると、標準の菌を感染させても腸炎の悪化は起こらなかったのですが、コラーゲン結合タンパクをもっている S. mutans を感染させると、マウスの腸炎が悪化することがわかりました。**写真1-6**（4ページ）に菌を感染させて7日後のマウスから摘出した腸の組織像を示します。生理食塩水を投与した群の腸組織では、矢印で示す軽度の上皮の破壊が見られるだけですが、菌を感染させた群の腸組織では、丸囲みで示していますように著しい上皮の破壊が生じており、その直下には多数の炎症性の細胞が認められました。さらに、菌を感染させたほうのマウスは、

10日ほどでほとんどが死亡してしまうことがわかりました。

　次に、頸静脈に感染させる菌の量を10分の1ずつ減らして同様の実験を行っていくと、この現象は1万個ほどの菌でも生じることがわかりました。一方で、興味深いことに、約100万個の同じ菌をマウスの口から管を使って胃の中に入れてみても、腸炎は悪化しないことがわかりました。念のため、その10倍の約1000万個も試してみたのですが、やはり悪化は認められませんでした。このことから、コラーゲン結合タンパクをもっている S. mutans が引き起こす腸炎の悪化において、菌が血液中に入ることが必要な条件のひとつであるということがわかりました。

　その後のさまざまな検討から、コラーゲン結合タンパクをもっている S. mutans は、血液中に入るといったん肝臓の細胞に取り込まれた後、炎症に関連するさまざまな物質を産生することで免疫系に異常を生じさせて腸炎を悪化させるという可能性が示されました。炎症に関連するさまざまな物質を分析すると、インターフェロン・ガンマというサイトカインと呼ばれる情報伝達に関与するタンパクが腸炎の悪化に関連する重要なもののひとつであることがわかりました。

　そこで、菌を感染させる前にインターフェロン・ガンマに対する抗体を投与してから同じ実験をしてみました。すると、コラーゲン結合タンパクをもっている S. mutans によって引き起こされた腸炎の悪化が全く生じなくなりました。このことは、むし歯菌によって引き起こされる腸炎悪化を抑える方法を考えていくうえで大変重要な知見であると考えています。

(5) むし歯菌の肝臓への影響

　S. mutans の腸への影響を検討している際に、腸炎を悪化させる炎症

関連物質を産生する肝臓へも何らかの影響を与えているのではないかと興味を抱きました。そこで、脂肪肝炎に関しても検討してみることにしました。脂肪肝炎としては、アルコール摂取に起因するものがよく知られていますが、明らかな飲酒歴がないにもかかわらず脂肪肝炎を引き起こす非アルコール性脂肪肝炎という病気が最近注目されています。マウスにおける非アルコール性脂肪肝炎モデルとしては、生後7週のマウスに高脂肪食を与え続けると、通常48週間程度経過すると脂肪肝炎の症状が生じるというものを用いることにしました[35]。

　私たちは、このモデルを使って高脂肪食を与え始めて4週間後に、頸静脈から1000万個のS. mutansを感染させました[36]。すると、コラーゲン結合タンパクをもつS. mutansを感染させた群では、その後12週間程度（高脂肪食を与え始めてからトータル16週です）しか経たなくても、著しい体重の増加が認められました。一方で、コラーゲン結合タンパクをもたない標準的なS. mutansを感染させた群では、生理食塩水を投与した群のマウスと同程度の体重でした。

　また、コラーゲン結合タンパクをもつS. mutansを感染させた群のマウスから摘出した肝臓の重量は他の群と比較して明らかに大きく、白色が強い色合いが特徴的でした（**写真1-7**。4ページ）。実際に、摘出した肝臓の病理組織切片を作製して顕微鏡で観察してみると、脂肪蓄積や局所の線維化というような脂肪肝炎特有の所見が確認されました。また、マウス肝臓組織における遺伝子の分析の結果から、S. mutans感染によって肝臓において脂肪蓄積の促進に関連ある物質や炎症に関連する物質が増加することで、脂肪肝炎を悪化させていっている可能性が考えられました。

　今のところ、コラーゲン結合タンパクをもつS. mutansが引き起こす非アルコール性脂肪肝炎の発症のメカニズムについては、はっき

りとはわかっていません。これまでの結果から導き出された仮説としては、栄養過剰摂取の状態において、コラーゲン結合タンパクをもつ S. mutans が血液中へ侵入して肝臓に局在して、脂肪蓄積や炎症性変化および線維化を誘発している可能性が考えられました。今後は、詳細なメカニズムの解明を進めていくことで、予防法や治療法の確立のために役立つ研究成果を上げたいと考えています。

おわりに

　最近になって、歯周病と糖尿病や動脈硬化などとの関連が示され、全身の健康を保つうえで口の中の健康を保つことの重要性が広く社会に受け入れられつつあります。一方で、むし歯に関してはこれまであまり取り上げられることはありませんでしたが、私たちのグループの研究で、むし歯菌と各種の全身の病気との関連についていろいろとわかってきました。今後、むし歯菌がむし歯を引き起こすことだけではなく、血液中に入るとさまざまな影響を及ぼす可能性があることが多く示されてくると思います。

　私たちの研究からは、コラーゲン結合タンパクを表面にもっているむし歯菌が悪玉である可能性が高いと思われますので、将来的には自分がその菌をもっているかどうかをはっきりさせておくことが推奨されるようになるかもしれません。しかし、インフルエンザの診断に用いるような簡易同定キットのようなものは今のところ確立されておらず、まず唾液や歯垢からむし歯菌を分離して菌のDNAを取り出した後、遺伝子を増幅するような機器を用いて、コラーゲン結合タンパクを作り出す遺伝子が存在しているかどうかを判定する必要があります。将来的には、大がかりな設備や特殊な技術を必要

とせず、唾液や歯垢などから直接判定できるような簡易キットができればよいと思っています。

　もう一つ重要なことは、今回説明したような現象は健康な人で生じるのではなく、血管や臓器に何らかの問題がある状態下でそれらを悪化させるような影響を及ぼすということです。例えば心臓血管系への影響を考えると、いくら菌が血液中に入ったとしても、血管の内皮に傷害がなければ菌が結合する場所が提供されません。炎症性腸炎に関しても基礎となる軽度の腸炎がなければ悪化することもありませんし、非アルコール性脂肪肝炎にしても、軽度の脂肪肝炎の状態がなければそれを悪化させることも考えにくいです。

　口の中の菌は血液中に入っていくことを認識しておき、日々口の中を清潔にして菌の量を減らしておくことを心がけておくことが重要であると思います。また、口の中の菌が血流にのって全身を巡ったとしてもその影響を受けない健全な全身の状態を保っておくことが、長く健康を維持していくうえで大変重要ではないかと考えています。

謝辞

　本稿に記述した研究のうち私たちの施設で行われたものは、科学研究費補助金基盤研究（A）19209063、基盤研究（B）16390605、23390472、24390461、若手研究（A）18689050、21689052、若手研究（B）19791572、21792067、25862010、萌芽研究17659647の補助を受けて行ったものです。本稿では、私たちが行ってきた研究成果に関連領域の知見を加えてまとめましたが、これらの研究成果は多くの方々との共同研究によって導き出されたものであり、この場をお借りして感謝申し上げたいと思います。

まず、本研究プロジェクトに際しまして、終始ご指導ご助言をいただいた大阪大学名誉教授・大嶋隆先生に厚く御礼申し上げます。また、研究室のリーダーとして各分野の研究を遂行していくうえでの取りまとめ役を果たされた大阪大学大学院歯学研究科小児歯科学教室・野村良太准教授に厚く御礼申し上げます。そして、各テーマに対して実際に解析にあたった大阪大学大学院歯学研究科小児歯科学教室・仲周平助教、根本浩利博士、谷口奈穂博士、小島あゆち博士に御礼申し上げます。さらに、心臓血管系の研究を遂行していくうえで貴重なご指導ご助言をいただいた大阪労災病院心臓血管外科・谷口和博部長、歯科口腔外科・吉岡秀郎部長、脳出血の研究を遂行していくうえでお世話になりました浜松医科大学薬理学講座・梅村和夫教授、外村和也博士ならびに聖隷浜松病院脳神経外科・田中篤太郎部長をはじめ関連の先生方に厚く御礼申し上げます。

参考文献

1. 仲野和彦、大嶋　隆　2009. 口腔細菌による歯科疾患と全身疾患「う蝕原性細菌に対する分子生物学的解析」小児歯科臨床　14(5):77-81.
2. 仲野和彦、大嶋　隆　2010.　口腔細菌における循環器疾患に対する病原性の追究　—*Streptococcus mutans* における研究成果を足がかりに—　小児歯誌　48(1):1-10.
3. Lapirattanakul J, Nakano K. (2014) Mother-to-child transmission of mutans streptococci. Future Microbiol. 9:807-823.
4. Nakano K, Ooshima T. (2009) Serotype classification of *Streptococcus mutans* and its detection outside the oral cavity. Future Microbiol. 4:891-902.
5. Fujiwara T, Nakano K, Kawaguchi M, Ooshima T, Sobue S, Kawabata S, Nakagawa I, Hamada S. (2001) Biochemical and genetic characterization of

serologically untypable *Streptococcus mutans* strains isolated from patients with bacteremia. Eur J Oral Sci. 109:330-334.

6. Nakano K, Nomura R, Nakagawa I, Hamada S, Ooshima T. (2004) Demonstration of *Streptococcus mutans* with a cell wall polysaccharide specific to a new serotype, *k*, in the human oral cavity. J Clin Microbiol. 42:198-202.

7. Nakano K, Nomura R, Nemoto H, Mukai T, Yoshioka H, Shudo Y, Hata H, Toda K, Taniguchi K, Amano A, Ooshima T. (2007) Detection of novel serotype *k Streptococcus mutans* in infective endocarditis patients. J Med Microbiol. 56:1413-1415.

8. Topcuoglu N, Bozdogan E, Ozsoy SD, Haberal I, Cetin G, Aktoren O, Kulekci G. (2013) Prevalence of salivary *Streptococcus mutans* serotype *k* in children undergoing congenital heart surgery. J Clin Pediatr Dent. 38:175-178.

9. Switalski LM, Butcher WG, Caufield PC, Lantz MS. (1993) Collagen mediates adhesion of *Streptococcus mutans* to human dentin. Infect Immun. 61:4119-4125.

10. Sato Y, Okamoto K, Kagami A, Yamamoto Y, Igarashi T, Kizaki H. (2004) *Streptococcus mutans* strains harboring collagen-binding adhesin. J Dent Res. 83:534-539.

11. Nomura R, Nakano K, Naka S, Nemoto H, Masuda K, Lapirattanakul J, Alaluusua S, Matsumoto M, Kawabata S, Ooshima T. (2012) Identification and characterization of a collagen-binding protein, Cbm, in *Streptococcus mutans*. Mol Oral Microbiol. 27:308-323.

12. Nomura R, Nakano K, Tanigichi N, Lapirattanakul J, Nemoto H, Grönroos L, Alaluusua S, Ooshima T. (2009) Molecular and clinical analyses of the gene encoding collagen-binding adhesin of *Streptococcus mutans*. J Med Microbiol. 58:469-475.

13. Nakano K, Nomura R, Taniguchi N, Lapirattanakul J, Kojima A, Naka S, Senawongse P, Srisatjaluk R, Grönroos L, Alaluusua S, Matsumoto M, Ooshima T. (2010) Molecular characterization of Streptococcus mutans strains containing the cnm gene encoding a collagen-binding adhesin. Arch Oral Biol. 55:34-39.

14. Roberts GJ, Watts R, Longhurst P, Gardner P. (1998) Bacteremia of dental origin and antimicrobial sensitivity following oral surgical procedures in children. Pediatr Dent. 20:28-36.

15. Roberts GJ, Gardner P, Longhurst P, Black AE, Lucas VS. (2000) Intensity of bacteraemia associated with conservative dental procedures in children. Br Dent J. 188:95-98.

16. Seymour RA, Lowry R, Whitworth JM, Martin MV. (2000) Infective endocarditis, dentistry and antibiotic prophylaxis; time for a rethink? Br Dent J. 189:610-616.

17. Nomura R, Nakano K, Ooshima T. (2004) Contribution of glucan-binding protein C of Streptococcus mutans to bacteremia occurrence. Arch Oral Biol. 49:783-788.

18. Nakano K, Fujita K, Nishimura K, Nomura R, Ooshima T. (2005) Contribution of biofilm regulatory protein A of Streptococcus mutans, to systemic virulence. Microbes Infect. 7:1246-1255.

19. Nakano K, Tsuji M, Nishimura K, Nomura R, Ooshima T. (2006) Contribution of cell surface protein antigen PAc of Streptococcus mutans to bacteremia. Microbes Infect. 8:114-121.

20. 仲野和彦、大嶋 隆 2009. 口腔細菌による歯科疾患と全身疾患「歯科治療と感染性心内膜炎」小児歯科臨床 14(7):71-74.

21. Nakano K, Ooshima T. (2011) Common knowledge regarding prevention of infective endocarditis among general dentists in Japan. J Cardiol. 57:123-130.

22. 日本循環器学会　感染性心内膜炎の予防と治療に関するガイドライン www.j-circ.or.jp/guideline/pdf/JCS2008_miyatake_d.pdf
23. Moreillon P, Que YA. (2004) Infective endocarditis. Lancet. 363:139-149
24. Nakano K, Inaba H, Nomura R, Nemoto H, Takeda M, Yoshioka H, Matsue H, Takahashi T, Taniguchi K, Amano A, Ooshima T. (2006) Detection of cariogenic *Streptococcus mutans* in extirpated heart valve and atheromatous plaque specimens. J Clin Microbiol. 44:3313-3317.
25. Nakano K, Nemoto H, Nomura R, Inaba H, Yoshioka H, Taniguchi K, Amano A, Ooshima T. (2009) Detection of oral bacteria in cardiovascular specimens. Oral Microbiol Immunol. 24:64-68.
26. Nakano K, Nemoto H, Nomura R, Homma H, Yoshioka H, Shudo Y, Hata H, Toda K, Taniguchi K, Amano A, Ooshima T. (2007) Serotype distribution of *Streptococcus mutans*, a pathogen of dental caries, in cardiovascular specimens from Japanese patients. J Med Microbiol. 56:551-556.
27. Nomura R, Nakano K, Nemoto H, Fujita K, Inagaki S, Takahashi T, Taniguchi K, Takeda M, Yoshioka H, Amano A, Ooshima T. (2006) Isolation and characterization of *Streptococcus mutans* in heart valve and dental plaque specimens from a patient with infective endocarditis. J Med Microbiol. 55:1135-1140.
28. Nakano K, Nomura R, Ooshima T. (2008) *Streptococcus mutans* and cardiovascular diseases. Jpn Dent Sci Rev. 44:29-37.
29. Nomura R, Naka S, Nemoto H, Inagaki S, Taniguchi K, Ooshima T, Nakano K. (2013) Potential involvement of collagen-binding proteins of *Streptococcus mutans* in infective endocarditis. Oral Dis. 19:387-393.
30. Nomura R, Naka S, Nemoto H, Otsugu M, Nakamura S, Ooshima T, Nakano K. (2013) Potential high virulence for infective endocarditis in *Streptococcus mutans* strains with collagen-binding proteins but lacking PA expression.

Arch Oral Biol. 58:1627-1634.
31. Nakano K, Hokamura K, Taniguchi N, Wada K, Kudo C, Nomura R, Kojima A, Naka S, Muranaka Y, Thura M, Nakajima A, Masuda K, Speziale P, Shimada N, Amano A, Kamisaki Y, Tanaka T, Umemura K, Ooshima T. (2011) The collagen-binding protein of *Streptococcus mutans* is involved in haemorrhagic stroke. Nat Commun. 2:485.
32. 仲野和彦、野村良太、大嶋　隆　2012. 脳出血を悪化させるミュータンスレンサ球菌　デンタルダイヤモンド　36(1):90-94.
33. Kojima A, Nakano K, Wada K, Takahashi H, Katayama K, Yoneda M, Higurashi T, Nomura R, Hokamura K, Muranaka Y, Matsuhashi N, Umemura K, Kamisaki Y, Nakajima A, Ooshima T. (2012) Infection of specific strains of *Streptococcus mutans*, oral bacteria, confers a risk of ulcerative colitis. Sci Rep. 2:332.
34. Kojima A, Nomura R, Naka S, Okawa R, Ooshima T, Nakano K. (2014) Aggravation of inflammatory bowel diseases by oral streptococci. Oral Dis. 23:359-366.
35. Nozaki Y, Fujita K, Yoneda M, Wada K, Shinohara Y, Takahashi H, Kirikoshi H, Inamori M, Kubota K, Saito S, Mizoue T, Masaki N, Nagashima Y, Terauchi Y, Nakajima A. (2009) Long-term combination therapy of ezetimibe and acarbose for non-alcoholic fatty liver disease. J Hepatol. 51:548-556.
36. Naka S, Nomura R, Takashima Y, Okawa R, Ooshima T, Nakano K. (2014) A specific *Streptococcus mutans* strain aggravates non-alcoholic fatty liver disease. Oral Dis. 20:700-706.

第2章

口内炎の要因と口腔ケアについて

神戸大学医学部附属病院薬剤部
山本和宏

神戸大学大学院医学研究科薬物動態学分野博士課程
渡邉愛未

はじめに

　市中肺炎の代表的な起因菌はいずれも口腔内の常在菌であることからもわかるように、全身の健康管理において口腔ケアは非常に重要です。これまでの学術的報告から、全身性疾患と口腔内環境との関連性は明確です。全身性疾患の予兆として口腔内の環境が崩れてしまうことが多く、その表現として口内炎を発症することがあります。ここでは口内炎の分類やその特徴、対策などについて述べるとともに、口腔内環境における口内炎の重要性について考えてみます。

口内炎の分類

　口内炎は発症する部位やその原因、出現する症状によって**表2-1**のように分類されています[1-3]。

表 2-1　口内炎の発症部位・原因・症状による分類

発症部位による分類	原因による分類	症状による分類
・口内炎 ・口角炎 ・口唇炎 ・歯肉炎 ・舌炎	・細菌性口内炎 ・真菌性口内炎 ・ウイルス性口内炎 ・薬剤性口内炎 ・アレルギー性口内炎 ・放射線性口内炎	・アフタ性口内炎 ・潰瘍性口内炎 ・カタル性口内炎 ・びらん性口内炎 ・水疱性口内炎 ・角化性口内炎 ・壊死性口内炎 ・出血性口内炎

　口内炎は、広義では炎症部位に限定はなく、口腔内の粘膜に炎症が生じた状態を指します。そのため、口角炎や口唇炎なども口内炎に含まれます。

　口内炎の発症原因は多岐にわたりますが、大きく内因性と非内因

性に分けられます。内因性口内炎には、睡眠不足などのストレスやビタミンなどの栄養不足によるものがあります。外因性のものは不正咬合や歯ブラシなどの物理的刺激などによる細菌感染やウイルス感染、薬剤性や放射線性もこれに当てはまります。

　口内炎の症状にもさまざまなものがあります。アフタという小さな潰瘍が口腔内に散在するような症状や発赤・紅斑を伴うものなどが知られています。これらの分類を組み合わせて病態を把握し、適切な診断・治療を進める必要があります。

口内炎にかかわるさまざまな要因

（1）口内炎と全身性疾患

　口内炎は、日常的に発症する極めてなじみのある病態といえますが、中には全身性の疾患と関連性の深いものも知られています（**表2-2**）。これらの口内炎は、医師の診察を受けた場合でもストレスなどで発症する口内炎と判断されることがあり、主たる疾患を見落とす結果になりかねません。口内炎を病気の予兆と考え、他の身体所見に変化がないかを調べる必要があります。特に自己免疫疾患による免疫抑制状態の際には口内炎が発症しやすく、関連する免疫学的検査値に注意が必要です。

表2-2　口内炎症状と全身性疾患

アフタ性口内炎	帯状疱疹／ベーチェット病／クローン病／潰瘍性大腸炎／白血球減少症など	カタル性口内炎	ビタミン欠乏症／風邪症候群／胃腸障害など
潰瘍性口内炎	急性白血病／クローン病／全身性エリテマトーデス／全身性感染（結核、カンジダ症）など	びらん性口内炎	Stevens-Johnson症候群／天疱瘡／全身性エリテマトーデス

(2) 口内炎と遺伝子

　口内炎は遺伝するという話を耳にしたことがある人は多いと思います。実際に口内炎発症患者の40%近くは家族歴があり[1]、遺伝子配列と口内炎のなりやすさを詳細に調査した研究も数多く報告されています。

　例えば、セロトニンを輸送するためのポンプ機能の個人差が口内炎の発症と関連することが報告されています[2]。セロトニンは生体リズムをコントロールするだけでなく、ヒトの精神安定化を制御することが知られていますが、遺伝子配列によりセロトニンを輸送するポンプの機能に違いがあること、また、その違いと精神不安に関連する疾患の発症が関連するという報告があります[3]。セロトニンが直接的に口内炎の発症とどのように関連しているかは明らかにされておりませんが、不安を抱えやすい体質の人に口内炎が出やすい可能性が示されています。

　また、生体内で炎症を起こす際に血液中や細胞外液中に分泌されるインターロイキン、インターフェロンや腫瘍壊死因子といったサイトカインと呼ばれる生体内物質の遺伝子配列も口内炎の発症と関連しているという報告もあります[4, 5]。さらに、ヒト白血球型抗原（HLA）という免疫にかかわる遺伝子配列についても古くから口内炎の発症との関連性が示唆されており[6]、複数の因子が総合的に関連して、口内炎の発症に寄与していると考えられています。

　現時点では、この遺伝子配列を見れば口内炎の発症が予見できるというものは特定されておりませんが、口内炎発症に起因する遺伝的な要因は潜在しているようです。

(3) 口内炎と喫煙

さまざまな疾病に対するリスクファクターとしてネガティブな印象のある喫煙ですが、口内炎の発症には逆に抑制的に働く可能性が古くから報告されてきました[7, 8]。最近のトルコでの研究では、再発性口内炎患者のうち喫煙者は9%程度ですが、非患者群の喫煙者率は25%と顕著に高いことが報告されています[9]。しかし、タバコが口内炎を予防する正確な情報はありませんし、メカニズムも明らかにされておりません。一説では、タバコの煙に含まれるニコチンに口内炎の抑制効果や抗炎症効果があるといわれています[10, 11]。

(4) 口内炎と栄養素

アフタ性口内炎などは、過度のストレスや睡眠不足などにより発症しやすくなります。これらのメカニズムは明確に解明されていないのですが、一つの仮説として、粘膜細胞におけるビタミンB群の不足が挙げられます[12]。ビタミンB群は粘膜の増殖を正常化し、口内炎発症に予防的に働くといわれています。また、亜鉛の血中濃度の減少についても中国の研究で評価されており、口内炎の発症患者においては亜鉛の血中濃度が基準値を下回ると報告されています[13]。これらのビタミン類や微量元素の変化は精神的ストレスが負荷された時の生体反応として報告されているものが多く[14]、ストレス負荷時の口内炎の発症因子としての関連性が示唆されています。

(5) 口内炎と薬物

薬物の中には副作用として口内炎を発症する頻度の高いものがあ

ります。中には広範囲な粘膜疹を伴い、重症例では全身の粘膜に拡大することで、38℃以上の発熱、呼吸苦、表皮壊死などを来す症例もあります。原因となる薬物は抗菌薬、解熱消炎鎮痛薬、抗てんかん薬、痛風治療薬、サルファ剤、消化性潰瘍薬、催眠鎮静薬・抗不安薬、精神神経用薬、緑内障治療薬、筋弛緩薬、降圧薬、抗がん剤等多岐にわたります[15]。さらに薬剤起因性の場合、スティーブンス・ジョンソン症候群、中毒性表皮壊死症(Toxic epidermal necrolysis:TEN)、薬剤性過敏症症候群(Drug-induced hypersensitivity syndrome：DIHS)などの重篤な皮膚粘膜疾患の病態へ急激に移行する可能性もあるので、早期発見と鑑別が非常に重要です[16, 17]。

(6) 抗がん剤による口内炎

抗がん剤による治療において、口内炎は頻度の高い副作用であり、治療患者の40%以上で発症が認められると報告されています[18]。抗がん剤治療における口内炎は疼痛を伴うのみならず、食事摂取量の低下や治療に対するモチベーションの低下にもつながるため、治療効果にも影響を及ぼす可能性があります。**表2-3**に口内炎を起こしやすい抗がん剤の一例を示します。

発症の機構は二つの要因に分けられています。

表2-3 口内炎を起こしやすい抗がん剤

・5-フルオロウラシル(5-FU)	・ドキソルビシン
・メトトレキサート	・パクリタキセル
・エトポシド	・アクチノマイシンD
・シクロホスファミド	・スニチニブ
・ドセタキセル	・エベロリムス

(a) 抗がん剤が口腔内へ直接作用することによる機序

　抗がん剤が口腔内の粘膜に作用することでフリーラジカルと呼ばれる活性の高い分子が生成され、それらがDNA損傷やサイトカインの分泌を誘導することにより細胞死に導きます[18]。口腔内のフリーラジカルの除去や含嗽・冷却による口腔内薬物量を低下させることで予防できることが報告されています[19, 20]。

(b) 抗がん剤投与による間接的な機序

　抗がん剤の投与により白血球が減少し、細菌・真菌などの局所感染を起こすことで発症する場合があります。口腔内のケアが発症を抑制する効果を示すことが明らかにされています。

　抗がん剤治療における口内炎は、発症機序の研究も進み、それに基づく対策も考案されているため、少しずつ改善されつつあります。しかしながら、比較的新しいタイプの薬においては、口内炎の発症機構が明確に解明されておらず、適切な予防法・治療法を提供するために、発症機構の解明が待たれています。

(7) 口内炎と感染症

　感染症も口内炎の発症要因として頻度が高いものです。ウイルス、細菌や真菌の増殖により発生するものが多く、中には重症化するものもあります。ウイルス性では単純ヘルペス、水痘帯状疱疹（水痘）、HIVなどが代表的です[21]。また、子どもに多く見られるヘルパンギーナも感染力が強く、初期症状として口内炎を生じやすいウイルスです。細菌性では梅毒、淋病などの性感染症や白い偽膜を生じるジフテリア感染も頻度の高いものになります。

また、口腔内のバイオフィルムも重要な口内炎の原因のひとつです[22]。バイオフィルムとは、口腔内微生物により形成された膜状物であり、原因菌としてはStreptococcus mutans（う蝕関連細菌）やPorphyromonas gingivalis（歯周病関連細菌）などが一般的ですが、セラチア菌、黄色ブドウ球菌、カンジダ菌など多種多様な日和見感染細菌が存在します。日和見感染細菌は通常、健康な人には感染しませんが、免疫力が低下した高齢者、小児、化学療法施行中の患者、ストレス過多状態の人には感染し、口内炎を発症する要因となっています。最近では慢性胃炎の原因として認識が広まりつつあるHelicobacter pylori（ピロリ菌）も再発性口内炎の発症にかかわるという報告もあります[23]。ピロリ菌は口腔内の歯垢にも発見されており、胃の慢性疾患を有する患者の72％において口腔内にも同じ遺伝子を有するピロリ菌が同定されたという報告もあります[24]。ピロリの除菌が再発性口内炎の治療となる可能性も十分に考えられます。

(8) 口内炎と口腔乾燥症

口腔乾燥症とは、唾液分泌量の低下とそれに伴う唾液成分の質の低下により、口腔内の乾燥を来す疾患です。口腔の乾燥に伴い、口臭、歯周病、う蝕が発生し、さらに重症な場合は口内炎や嚥下障害などを来すこともあります。口腔乾燥症の原因はさまざまであり、それぞれに対応した対策が必要となります（**表2-4**）。特に唾液腺や涙腺などの外分泌腺が自己免疫により障害を受けるシェーグレン症候群は口腔乾燥症の要因となりますが、近年日本でも患者数が大幅に増加しているため、国を挙げての対策が必要となる可能性もあります（**図2-1**）[25]。

表 2-4 口腔乾燥症の分類 [26]

唾液腺自体の機能障害によるもの	神経性あるいは薬物性のもの	全身性あるいは代謝性のもの
●シェーグレン症候群 　1999年改訂の本邦の診断基準を満たすもの ●放射線性口腔乾燥症 　放射線治療あるいは被爆の既往がある ●加齢性口腔乾燥症 　年齢が80歳以上 ●移植片対宿主病（GVHD） 　血液幹細胞あるいは臓器移植後のGVHDと診断されたもの ●サルコイドーシス 　サルコイドーシスと診断されたもの ●後天性免疫不全症候群（AIDS） 　AIDSと診断されたもの ●悪性リンパ腫 　悪性リンパ腫と診断されたもの ●特発性口腔乾燥症 　上記のいずれにも該当せず、原因が特定できなかったもの	●神経性口腔乾燥症 　恐怖、興奮、ストレス、抑うつなどの精神状態、脳炎、脳腫瘍、脳外傷などの中枢性病変、顔面神経上唾液核や顔面神経分泌枝の障害などの唾液分泌の神経系の障害などがある ●薬物性口腔乾燥症 　向精神薬、抗不安薬、抗うつ薬、抗コリン鎮痙薬、制吐薬、抗ヒスタミン薬、降圧薬、利尿薬などを服用している	●全身代謝性口腔乾燥症 　熱性疾患、発汗過多、脱水症、下痢、尿崩症、糖尿病、甲状腺機能亢進症、心不全、腎機能不全、貧血、過度のアルコール飲用、過度の喫煙 ●蒸発性口腔乾燥症 　口呼吸、過呼吸、開口、摂食嚥下障害などを有し、口腔の環境変化による水分蒸発といった局所的な代謝異常がある。自覚的ならびに他覚的口腔乾燥症状がある。唾液分泌量の減少あるいは機能低下がない

出典：日本口腔内科学会雑誌2008年14巻2号87-88頁（要約）

(a) 原因療法

　原因が明らかで、その治療が可能である場合、原因となる疾患の治療を実施します。薬物の副作用が原因として疑われる場合、医師の判断のもと、被疑薬の中止および減量を検討します。

(b) 対症療法

　シェーグレン症候群、加齢、放射線照射など、原因の除去が不可能な場合は乾燥症状に対する対症療法を考慮します。

図 2-1 シェーグレン症候群の推定患者数の年次推移（厚生労働省・患者調査より）

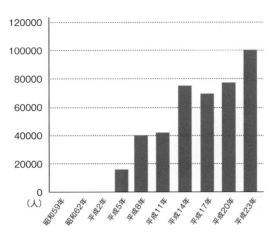

口内炎予防のための口腔ケア

　口腔内のケアには大きく分けて二つのケアがあります。器質的口腔ケアと機能的口腔ケアです。

（1）器質的ケア

　器質的口腔ケアは口腔内の清掃や口腔の湿潤保持などが挙げられます。

（a）口腔内の清掃

　口腔内を清潔に保つことは、バイオフィルムや舌苔を除去し、口腔感染のリスクを減少させることで口内炎の予防につながります[22]。バイオフィルムの除去は物理的除去が第一選択です。歯ブラシやスケーラーなど自身で行えるものもありますし、歯科治療ではPMTC

という専門技術でバイオフィルムの除去や再付着を防止する処置を受けることができます。

(b) 湿潤保持

口腔内の湿潤度を低下させないことは、口腔内を健全に保つ最良の方法といえます。口腔内の湿潤はさまざまな要因によって低下するため、それらの原因に基づく対策が必要です。

(2) 機能的ケア

(a) 舌体操、口腔体操

唾液の分泌は口腔内の運動により亢進します。口を大きく開けたり、舌を出し入れしたりする口腔内のストレッチが唾液の分泌を促進するため効果的です。また、「パタカラ体操」という体操も病院、介護施設、老人ホームなどで普及しつつあります(**表2-5**)。唾液分泌の亢進のみならず、口腔筋を鍛えることによる老化防止・美容効果、飲み込む力を鍛えることによる誤嚥防止の効果も期待されています[27]。

表2-5 パタカラ体操とは

「パ」「タ」「カ」「ラ」という発音を一音ずつ力強く発音することで、口腔内の筋肉を鍛え、唾液の分泌を促進させるトレーニング
「パ」：唇をしっかり閉める筋肉を鍛えるための音 「タ」：舌を上下させる筋肉を鍛えるための音 「カ」：一瞬呼吸を止め、食べ物を食道へ送る動きを練習するための音 「ラ」：舌をまるめ、食べ物を喉の奥に運ぶ動きのための音

(b) 超音波ブラシ

超音波とは、人間の耳に聞こえない20kHz以上の音波です。超音波

は電磁波と比べて皮下深くにエネルギーの収束を行うことができるという特徴をもつとされ、これらの特徴を応用して歯ブラシに用いられています。この歯ブラシを使用することにより一般的な手用歯ブラシを使用した群と比較して再発性アフタ性口内炎の病状指数を46%減少させることが報告されています[28]。これは歯周ポケット内細菌数、歯肉出血やプラーク指数の減少効果に起因すると考えられています。

　口腔ケアは口内炎のみならず、う蝕や歯肉炎など口腔環境にかかわるすべての疾患、さらには全身疾患のコントロール上非常に重要ですので、日常的に注意深く取り組むべきものです。

参考文献

1. W. Sircus, R. Church, J. Kelleher, Recurrent aphthous ulceration of the mouth; a study of the natural history, aetiology, and treatment, The Quarterly journal of medicine, 26 (1957) 235-249.

2. J.M. Victoria, F. Correia-Silva Jde, F.J. Pimenta, E. Kalapothakis, R.S. Gomez, Serotonin transporter gene polymorphism (5-HTTLPR) in patients with recurrent aphthous stomatitis, Journal of oral pathology & medicine : official publication of the International Association of Oral Pathologists and the American Academy of Oral Pathology, 34 (2005) 494-497.

3. K.P. Lesch, D. Bengel, A. Heils, S.Z. Sabol, B.D. Greenberg, S. Petri, J. Benjamin, C.R. Muller, D.H. Hamer, D.L. Murphy, Association of anxiety-related traits with a polymorphism in the serotonin transporter gene regulatory region, Science, 274 (1996) 1527-1531.

4. I.J. Buno, J.C. Huff, W.L. Weston, D.T. Cook, S.L. Brice, Elevated levels of

interferon gamma, tumor necrosis factor alpha, interleukins 2, 4, and 5, but not interleukin 10, are present in recurrent aphthous stomatitis, Archives of dermatology, 134 (1998) 827-831.

5. A.L. Guimaraes, F. Correia-Silva Jde, A.R. Sa, J.M. Victoria, M.G. Diniz, O. Costa Fde, R.S. Gomez, Investigation of functional gene polymorphisms IL-1beta, IL-6, IL-10 and TNF-alpha in individuals with recurrent aphthous stomatitis, Archives of oral biology, 52 (2007) 268-272.

6. E. Albanidou-Farmaki, I.G. Kayavis, Z. Polymenidis, P. Papanayotou, HLA-A,B,C, and DR antigens in recurrent oral ulcers, Annals of dentistry, 47 (1988) 5-8, 15.

7. T. Axell, V. Henricsson, Association between recurrent aphthous ulcers and tobacco habits, Scandinavian journal of dental research, 93 (1985) 239-242.

8. S. Shapiro, D.L. Olson, S.J. Chellemi, The association between smoking and aphthous ulcers, Oral surgery, oral medicine, and oral pathology, 30 (1970) 624-630.

9. B. Tuzun, R. Wolf, Y. Tuzun, S. Serdaroglu, Recurrent aphthous stomatitis and smoking, International journal of dermatology, 39 (2000) 358-360.

10. R. Bittoun, Recurrent aphthous ulcers and nicotine, The Medical journal of Australia, 154 (1991) 471-472.

11. B.A. Lashner, S.B. Hanauer, M.D. Silverstein, Testing nicotine gum for ulcerative colitis patients. Experience with single-patient trials, Digestive diseases and sciences, 35 (1990) 827-832.

12. A. Nolan, W.B. McIntosh, B.F. Allam, P.J. Lamey, Recurrent aphthous ulceration: vitamin B_1, B_2 and B_6 status and response to replacement therapy, Journal of oral pathology & medicine : official publication of the International Association of Oral Pathologists and the American Academy of Oral Pathology, 20 (1991) 389-391.

13. J.F. Pang, [Relation between treatment with traditional Chinese medicine for recurrent aphthous ulcer and human zinc and copper], Zhongguo Zhong xi yi jie he za zhi Zhongguo Zhongxiyi jiehe zazhi = Chinese journal of integrated traditional and Western medicine / Zhongguo Zhong xi yi jie he xue hui, Zhongguo Zhong yi yan jiu yuan zhu ban, 12 (1992) 280-282, 260-281.
14. L. Tao, Y. Zheng, Z. Shen, Y. Li, X. Tian, X. Dou, J. Qian, H. Shen, Psychological stress-induced lower serum zinc and zinc redistribution in rats, Biological trace element research, 155 (2013) 65-71.
15. S.S. Natah, Y.T. Konttinen, N.S. Enattah, N. Ashammakhi, K.A. Sharkey, R. Hayrinen-Immonen, Recurrent aphthous ulcers today: a review of the growing knowledge, International journal of oral and maxillofacial surgery, 33 (2004) 221-234.
16. A. McIvor, Fatal toxic epidermal necrolysis associated with etretinate, BMJ (Clinical research ed.), 304 (1992) 548.
17. S.L. Fernando, Drug-reaction eosinophilia and systemic symptoms and drug-induced hypersensitivity syndrome, The Australasian journal of dermatology, 55 (2014) 15-23.
18. S.T. Sonis, L.S. Elting, D. Keefe, D.E. Peterson, M. Schubert, M. Hauer-Jensen, B.N. Bekele, J. Raber-Durlacher, J.P. Donnelly, E.B. Rubenstein, Perspectives on cancer therapy-induced mucosal injury: pathogenesis, measurement, epidemiology, and consequences for patients, Cancer, 100 (2004) 1995-2025.
19. L.K. Rocke, C.L. Loprinzi, J.K. Lee, S.J. Kunselman, R.K. Iverson, G. Finck, D. Lifsey, K.C. Glaw, B.A. Stevens, A.K. Hatfield, et al., A randomized clinical trial of two different durations of oral cryotherapy for prevention of 5-fluorouracil-related stomatitis, Cancer, 72 (1993) 2234-2238.
20. C.L. Loprinzi, S.G. Cianflone, A.M. Dose, P.S. Etzell, N.L. Burnham, T.M.

Therneau, L. Hagen, D.K. Gainey, M. Cross, L.M. Athmann, et al., A controlled evaluation of an allopurinol mouthwash as prophylaxis against 5-fluorouracil-induced stomatitis, Cancer, 65 (1990) 1879-1882.
21. S.B. Woo, S.T. Sonis, Recurrent aphthous ulcers: a review of diagnosis and treatment, Journal of the American Dental Association (1939), 127 (1996) 1202-1213.
22. T.J. Pallasch, Antifungal and antiviral chemotherapy, Periodontology 2000, 28 (2002) 240-255.
23. F. Mansour-Ghanaei, M. Asmar, A.H. Bagherzadeh, S. Ekbataninezhad, Helicobacter pylori infection in oral lesions of patients with recurrent aphthous stomatitis, Medical science monitor : international medical journal of experimental and clinical research, 11 (2005) CR576-579.
24. M.B. Assumpcao, L.C. Martins, H.P. Melo Barbosa, K.A. Barile, S.S. de Almeida, P.P. Assumpcao, T.C. Corvelo, Helicobacter pylori in dental plaque and stomach of patients from Northern Brazil, World journal of gastroenterology : WJG, 16 (2010) 3033-3039.
25. 厚生労働省大臣官房統計情報部、傷病別年次推移表（シェーグレン症候群）、平成23年患者調査（傷病分類編）、(2011).
26. 日本口腔内科学会、口腔乾燥症（ドライマウス）の分類、日本口腔内科学会雑誌、14 (2008) 87-88.
27. M. Ishikawa, S. Ishikawa, H. Kamata, Y. Akihiro, U. Hamada, Y. Yonei, Efficacy of a Health Promotion Program with Facial Mimetic Muscle Training in Residents of a Medical Care Facility for the Elderly, Anti-Aging Medicine, 7 (2010) 120-128.
28. S.L. Brice, Clinical evaluation of the use of low-intensity ultrasound in the treatment of recurrent aphthous stomatitis, Oral surgery, oral medicine, oral pathology, oral radiology, and endodontics, 83 (1997) 14-20.

第 **3** 章

歯ぎしり・食いしばりと全身との関係

ABO歯科クリニック院長
英保武志

歯を失う三つの原因とは

大切な歯を失う大きな原因として以下の三つが挙げられます。
・むし歯
・歯周病
・歯ぎしり・食いしばり

むし歯と歯周病は、むし歯菌と歯周病菌が関与するため、細菌の除去が予防・治療の中心となります。そのために毎日歯磨きを行い、定期的に歯科衛生士によるクリーニングを受けることになります。

これに対し、歯ぎしり・食いしばりには、細菌は関係ありません。強い筋肉の力が歯や顎関節を痛める原因になります。歯ぎしり・食いしばりに対しては力対策が必要になります。

今回は、現在の日本ではあまり知られていない、歯ぎしり・食いしばりについて説明いたします。

歯ぎしり・食いしばりとは

(1) 歯ぎしりと食いしばりの違い

夜寝ている間にギリギリ、ギリギリときしんだ音が鳴り響く「歯ぎしり」。無意識のうちに上下の歯を噛み合わせてこすって出る音は、周囲で寝ている人も気になるものです。この歯ぎしり、「癖のものだから」「たいしたことがない」と放っておく人が多いようですが、本人の身体に大きな負担がかかっており、長く続けていると歯だけでなく身体のあちらこちらに悪い影響が出てきます。

歯ぎしりと同様の症状として「食いしばり」があります。歯ぎしりは、噛み合わせた状態で歯を横に強く動かすのに対し、食いしばりはそのままぐっと力いっぱい噛みこんでしまうもので、音はしません。

　歯ぎしりや食いしばりは、専門的には「睡眠時ブラキシズム」と呼ばれ、国際睡眠関連疾患分類上では睡眠関連運動異常症に分類されます。「過度の覚醒活動に関連する睡眠中の歯のグラインディング（歯ぎしり）またはクレンチング（食いしばり）を特徴とする口腔異常機能」と定義されています。

　私たち歯科医師や歯科衛生士は、歯や舌を観察したり、顎の骨・顎や顔まわりの筋肉を確認することで歯ぎしりや食いしばりの有無を確認します。診断基準としては、患者が疲労感や家族の指摘などから睡眠時の歯ぎしりの音や食いしばりを自覚していることの他に、歯の異常な磨耗が認められる、むし歯でないのに歯がしみる（知覚過敏）、頬や舌に圧痕がある、肩こり・首こりが強い、頭痛がある等、総合的に診て見つけていきます。

　また、自然に口を閉じた状態では、上下の歯は触れていないのが正常です。何かに集中している時に上下の歯が接触している場合、無意識状態にある時に噛みしめをしている可能性があります。

　国民の約80％の人が歯ぎしり・食いしばりを行っているといわれていますが、無意識に行われているため、誰一人自分の寝ている間の歯ぎしり・食いしばりには気づいていません。

（2）原因はストレス

　歯ぎしり・食いしばりの原因については、かつては噛み合わせの異常によって引き起こされているとの考え方が主流でしたが、最近

の脳の研究が進み、脳のストレスを緩和するために行う生体の行動だということがわかってきました。

これを解明したKail KとSlavicek Rは、睡眠時ブラキシズムの患者は精神的ストレスを意識下で解決することができないために、咀嚼器官を精神的なストレスの調節弁として使っている、と記しています。

歯ぎしりや食いしばりによって、顎にかかる力は相当なものだといわれています。通常起きている時の噛む力を調べると、最大12g／cm²といわれています。ところが眠っている時には最大74g／cm²と、なんと6倍以上の力が加わっているのです。

ストレス社会の現在では多くの方が夜寝ている間に歯ぎしり・食いしばりを行い、歯を痛めているのです。そして歯はその厳しい環境に長年耐え続け、いろいろなかたちで適応しようとしているのです。

歯ぎしり・食いしばりが引き起こす身体の変調

歯ぎしり・食いしばりは、無意識に自分自身の顎の筋肉がすごい力で歯と歯をこすり合わせるためにさまざまな影響を身体に及ぼします。

(1) 歯や歯質への悪影響

普段の食事で咀嚼する際に、上下の歯にかかる力はそれほど強くありません。しかし、歯ぎしり・食いしばり時に歯にかかる負担は相当なものです。このため歯に圧力が加わり、歯がすり減ったり、

かけたり、割れたりします。骨折と違い、歯はすり減ると再生されることはありません。歯ぎしり・食いしばりがあると一気に歯の命が短くなります。また、歯の表面のエナメル質が破壊されて知覚過敏を引き起こすこともあります。

(2) 歯周組織への悪影響

歯ぎしり・食いしばりの負担は歯周組織にも影響を与えることがあります。通常歯肉は歯周病菌が繁殖しにくい環境になっていますが、歯ぎしり・食いしばりによって血液循環の悪化、血管網の破壊が引き起こされ、歯肉が退縮するほか、歯周病菌が増え、歯周病が進行してしまう可能性もあります。

(3) 顎関節への悪影響

歯ぎしり・食いしばりを行っている時、歯全体にかかる力は300kg以上だといわれています。顎関節にも強い力がかかります。それが続くと顎関節に痛みが出たり、顎関節症を引き起こすこともあります。

(4) 全身への悪影響

歯ぎしり・食いしばり時にかかる、300kgもの強い力を作り出すには、顎の筋肉だけではなく肩、首、側頭筋、僧帽筋など多くの筋肉を収縮させて生み出されます。

睡眠時に繰り返される歯ぎしり・食いしばりにより、顎・首・肩・側頭部の筋肉の慢性疲労が続き、自律神経のバランスが乱れること

もあり、それによって血流も悪くなるので全身にも悪影響を与えることになります。近年では睡眠時無呼吸症候群との関連性も指摘されています。

歯ぎしり・食いしばりの対処法

（1）敵視するのではなく上手に付き合っていく

　ストレスを緩和するために行われている歯ぎしりは、脳が活動している限り無意識に続くため、意識して止めることはできません。また、確かに歯にとっては悪い影響を与えることはありますが、前述したようにストレスの調節弁であるという観点からすると、必ずしも悪とは言い切れないものなのです。無理に止めてしまうと、ストレスの逃げ場がなくなってしまうからです。

　歯ぎしりで悩んでいる方は、どうしてもそれを解消しなければと敵視をするのではなく、上手に付き合っていくにはどうしたらよいかを考えるのがよいでしょう。

　対処法としては、リラックスを心がける、TCH（上下歯列接触癖の改善。昼間無意識で歯を接触させている行動を意識して行わないようにする）、マウスピースの装着、漢方薬などが考えられます。

　昼間の食いしばり（TCH）については歯を離すことを意識し、食いしばりを感じた時は息を吐いてリラックスを心がけましょう。

　睡眠時に無意識で行う歯ぎしり・食いしばりに対しては、マウスピースを装着して睡眠するのが一番安全だと考えています。

(2) マウスピース装着によるアプローチ

　マウスピースは自分の歯型に合わせて作られる装具で、就寝時に歯に装着します。マウスピースをすることで歯と歯が触れ合わないようになるので、睡眠時の歯ぎしり・食いしばりの強い力から歯を守ることができます。

(a) マウスピースの種類について

　マウスピースは、患者の歯・噛み合わせ・顎関節の状態や症状に合わせて歯科医が設計し、作ります。

　現在、歯ぎしり・食いしばり対策に使うマウスピースは、上顎につけるもの、下顎につけるもの、全部の歯を覆うもの、部分的に歯を覆うものなど多くの種類があります。また、硬い材料、柔らかい材料、マウスピースの厚みもいろいろ変えることもできます。

　どのようなマウスピースでも朝まで装着できていれば、マウスピースが上下の歯が接触することを防ぎますから、歯は大きな力から守られます。

(b) ABO式マウスピースとは

　私はマウスピースの二つの機能に期待をしています。

　一つめは、歯ぎしり・食いしばりの強い力から歯を守ることです。歯ぎしりや歯を食いしばった時に、マウスピースが上下の歯が接触することを防ぎ、歯にかかる力を軽減してくれる効果があります。歯同士が直接こすれることがありませんので、すり減ったり、かけたり、割れたりすることから防ぐことができます。

　二つめの機能は、歯ぎしり・食いしばりの行為そのものを減らしてくれることです。これは簡単なことではありませんが、マウスピー

スの大きさ・硬さ・厚みなどの設計を調整することにより、歯ぎしり・食いしばりが減ることが期待されます。

　この二つの機能をもつマウスピースを見つけるため、私は硬くて大きいマウスピースから設計・製作をスタートし、試行錯誤を繰り返した後、完成したのがABO式オリジナルマウスピースです（**写真3-1**。5ページ）。このマウスピースは、小さくソフトな素材で下顎または上顎に部分的に装着するタイプのもので、装着感を最優先に作っています。装着感が悪いとマウスピースを入れ続けるのが困難なのと、違和感により歯ぎしり・食いしばりが増える可能性があるからです。

　マウスピースを装着して寝ても睡眠時無意識に歯ぎしり・食いしばりを行うのですが、マウスピースが小さくソフトなため、噛みかけては止め、噛みかけては止めを繰り返すようになります。大きく硬いマウスピースでは力が入ると噛めてしまうので噛み続ける場合が多いように感じています。噛み続けてもマウスピースは歯よりも柔らかいので歯は守られますが、全身の筋肉疲労は減らない可能性があります。

　それに対し、噛みかけては止め、噛みかけては止めとなるマウスピースだと、全身の筋肉疲労が軽減して血流が改善します。特に首・肩の筋肉が緩めば自律神経のバランスが整い、全身の状態が改善する期待がもてます。

(c) ABO式マウスピースによる全身状態の改善

　当院が行ったアンケート結果では、ABO式マウスピースを睡眠時に装着している患者さんには、さまざまな身体の変化が現れています。

　歯科医である私も全く想像もしてなかった変化もあり、歯ぎしり・食いしばりが全身に及ぼす影響についてただただ驚くばかりです。

歯がかけたり、すり減ったりするのが減った、力による歯の痛みや歯がしみる知覚過敏がなくなった、詰め物や冠の脱離が減少した、顎関節の状態がよくなったなどの歯科領域の改善をはじめ、ギリギリといった歯ぎしり音が全くしなくなったことにより、家族から感謝された、修学旅行や会社での旅行も安心して行ける、など歯ぎしり音に関する声も多くありました。歯ぎしり音の悩みは歯科医が考えている以上に切実です。歯ぎしり音が解決すれば性格も明るくなる方が多いです。
　これら口腔や顎関節の改善は、歯科医ならある程度想像できることですが、全身状態の改善は驚くほど多岐にわたります。
　一番多かった改善項目は、顎・首・肩のこりの改善です。ABO式マウスピースを装着すると、噛みかけては止め、噛みかけては止めという顎の動きになるため、筋肉の疲労が少なくなり、こりが改善するものと考えられます。
　また、顎の筋肉のこりが改善すると、フェイスラインがシャープになり、小顔になる方もいます。顔面の筋肉が緩むため、ほうれい線やおでこのシワが浅くなる方もいて、歯ぎしり・食いしばりが美容分野にも影響を及ぼしていることがわかります。
　次に多いのが頭痛の改善です。歯ぎしり・食いしばりは側頭部の筋肉も激しく収縮させて行うので、歯ぎしり・食いしばりが減れば筋肉疲労と血流が改善して、頭痛が解消していくものと思われます。頭痛もちの方でいろいろ検査をしても異常が見つからないで困っているという方は歯ぎしり・食いしばりが原因の頭痛かもしれませんので、一度マウスピースを試すのもよいと思います。
　マウスピースによって改善する全身状態としては、眠りが深くなった、朝の目覚めがよくなった、不眠が改善した、イビキが減った、昼間眠くなるのがなくなった、など睡眠の質の向上が挙げられます。

一晩中歯ぎしり・食いしばりによる激しい筋肉収縮があったのが減ると、深い眠りを得られ身体も休めますし、イビキが減ると多くの空気が体内に取り込まれることになり、睡眠の質が向上し、朝の目覚めがよくなることにつながるのだと考えています。

その他、めまいがなくなった、耳鳴りが減った等の耳鼻科領域の症状が改善することも少なくありません。さらに、疲れ目が減った、視力がよくなった、腰痛が改善した、寝違いしなくなった、便秘が改善した、気持ちが明るくなった、疲れにくくなった等……挙げれば切りがないほど全身状態が改善した方がいるのです。

(3) 漢方薬によるアプローチ

私は歯ぎしり・食いしばりに対してマウスピース以外のアプローチとして漢方薬を応用しています。

(a) 歯ぎしり・食いしばりに応用する漢方薬

噛み合わせの違和感が何年も続いている方は、大脳の体性感覚野が感じやすくなっており、なかなか感じやすさが変化しない場合があります。このようなケースに三環系抗うつ薬が有効なケースもあるのですが、歯ぎしり・食いしばりの患者さんに抗うつ薬を提案しても薬を希望される方は少数です。しかし、抗うつ薬の代わりに漢方薬を提案すると、多くの患者さんは処方を希望されます。抗うつ薬より漢方薬のほうが安心感をもつからだと考えます。

歯ぎしり・食いしばりそのものを減らす目的で使用する漢方薬は、精神神経科領域で使用される漢方薬が有効に作用します。漢方薬は「証」を診て投薬しますが、歯科臨床で多くの歯科医が選びやすくなるために、私は歯ぎしり・食いしばりの患者さんを3タイプに分類し、

それぞれのタイプに合った漢方薬を処方しています。

【歯ぎしり・食いしばりそのものを減らす漢方薬】
　① イライラ型 (元気があり、イライラが強いタイプ) ……抑肝散
　② クヨクヨ型 (元気がなく、気が弱く、クヨクヨするタイプ) ……加味帰脾湯
　③ ①②の中間型 (物事を悪いほうに考えてしまうタイプ、ストレスをため込むタイプ) ……加味逍遙散

その他よく使用する漢方薬は、半夏厚朴湯、柴胡加竜骨牡蠣湯、黄連解毒湯、当帰芍薬散、桂枝茯苓丸、温清飲、苓桂朮甘湯、真武湯、抑肝散加陳皮半夏、酸棗仁湯、甘麦大棗湯、十全大補湯、補中益気湯、六君子湯、五苓散などがあります。

　また、応用として、歯ぎしり・食いしばりが原因で起こる全身状態の症状改善に利用する漢方薬も挙げておきます。

【歯ぎしり・食いしばりが原因で起こる全身状態の症状改善に利用する漢方薬】
　① 顎こり・肩こり・首こりの緩和に……葛根湯
　② 顎関節の痛み……………………………葛根湯・芍薬甘草湯
　③ 歯が浮いて痛い…………………………葛根湯

14日～21日間、服用してもらい効果を確認します。効果が確認できた時は続けて服用してもらいます。

(b) マウスピースと漢方薬の組み合わせについて
　マウスピースと漢方薬の相性はとてもよいと考えています。毎日

行われる歯ぎしり・食いしばりの激しい筋肉疲労のまま漢方薬を投与するより、マウスピースで歯ぎしり・食いしばりを減らしながら漢方薬を投与すると漢方薬の切れ味がよくなりとても効果的なのです。マウスピースと漢方薬の相乗効果が期待できます。

おわりに

　図3-1、**図3-2**のように、歯ぎしり・食いしばりによる影響は歯や顎関節のみならず全身に悪影響を及ぼしていることがわかります。歯ぎしり・食いしばりによる筋肉疲労と自律神経の乱れで交感神経の緊張が優位になると、毛細血管が狭まり、筋肉の緊張が持続します。その結果、血流不足と筋緊張が起こり全身に悪影響を与えてしまうのです。

　それに対し、歯ぎしり・食いしばりを減らすマウスピースと、脳のストレスを少なくする漢方薬や筋の緊張を緩める漢方薬、血流を改善する漢方薬等を組み合わせることにより、睡眠時無意識に行われている歯ぎしり・食いしばりに対応することが可能となります。歯ぎしり・食いしばりが全身に与える影響については、一般の方はもちろん、医師や歯科医師、その他の医療関係者も含めてあまり知らないと考えます。

　私も患者さんから話を聞くまでは、歯ぎしり・食いしばりがこれほどの影響を与えているとは知りませんでした。小さなマウスピースを装着して睡眠するだけで歯や顎関節はもちろん、全身状態も改善することを一人でも多くの方に知っていただくことを強く希望いたします。

図 3-1 歯ぎしり・食いしばりが引き起こす口腔の症状

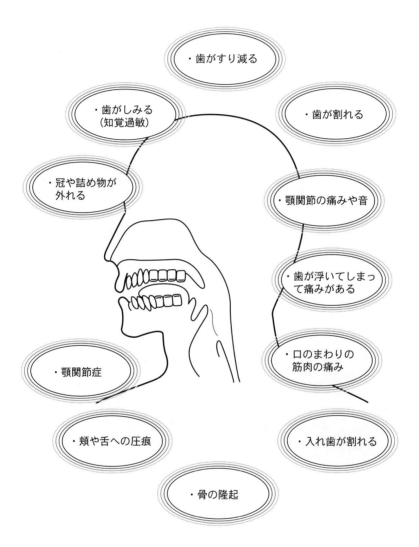

図 3-2 歯ぎしり・食いしばりが引き起こす可能性がある全身状態

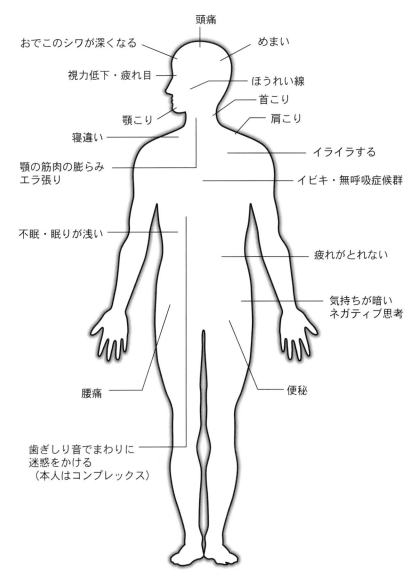

※これらはABO式マウスピースによって改善した症状です（当院アンケート結果より）

参考文献

- 木野孔司編著『TCHのコントロールで治す顎関節症』医歯薬出版
- 牛島隆・栃原秀紀・永田省藏・山口英司著『ブラキシズム―歯ぎしり・咬みしめは危険‼』医歯薬出版

第4章

歯科領域における漢方薬と生薬

くぼ歯科・くぼ鍼灸院院長
久保茂正

歯科治療と漢方

(1) 感染症との闘い

　人類にとっても動物にとっても歯は単に咀嚼を目的とした器官ではありません。食べ物を切ったり、すりつぶしたりするだけでなく、時として歯(牙)は凶器としても重要であり、生きていくための身体パーツとして必要不可欠です。動物は生きている間に歯が原因でさまざまな病気になり、食べられなくなった時点で死に至ります。

　人類は大昔から全身の感染症と闘ってきましたが、中でも歯がダメになることで死を覚悟したのは昔も今も同じです。

　明治時代までの日本は、中国、朝鮮半島を通じ伝えられた、いわゆる東洋医学が医療の中心でした。江戸時代後期のまだ感染症の概念がない時代、それまでの時代と比べ、砂糖の消費量が急速に増え、その結果、むし歯や歯周病(当時は歯草といわれた)も増えました。そのことが原因となり、顎顔面部へ波及する感染症を起こし、重篤なものは命まで落としていたのです。

　江戸時代後期の鎖国の中、オランダから近代医学が持ち込まれ、本格的な歯科医師(口中医)が誕生しましたが、むし歯や歯周病という細菌感染症の治療には原因歯の抜歯と漢方薬(清熱剤：今の解熱消炎剤、抗生物質のような働き)が処方されていた事実を知る人は少ないと思います。歯科医師は漢方薬を処方していたのです。

　明治時代までは日本の医療はすべてが今でいう東洋医学でしたが、江戸時代後期から蘭学の流入、その後明治政府が西洋医学を学んだ者のみを医者と認め、東洋医学廃絶を行った結果、東洋医学は世の中から姿を消しかけていました。しかし、東洋医学復興に尽力した

先達の努力や、何よりも一般の人々の根強い人気、ニーズが社会を動かし、1976年漢方薬エキス製剤が健康保険医療の対象になってから東洋医学は一躍ブームとなり現在に至っています。

（2）漢方＝東洋医学である

　東洋医学とは、ヨーロッパを中心として発達した西洋医学に対する呼び方であり、東洋の伝統医学全般を意味します。これは広大な東洋全域に起源をもつ医学を指しますが、中でも特に中国大陸を中心として発達発展を遂げた医学（中医学）を指す場合が多いです。学問の時代背景からも、現在知られている世界最古の医書『黄帝内経』が前漢（紀元前202年〜紀元8年）時代に、また後漢（25年〜220年）時代には張仲景により『傷寒雑病論』が編纂されており、文字どおり漢方は漢の時代の医学として発展しました。

　しかし、日本人はすべての輸入文化に対してそうであったように、東洋医学に対しても日本独自の理論展開と修飾を行い、より日本人や日本の気候風土に適した医学理論となるようアレンジを重ねてきました。そのため、現代中医学と日本漢方（日本の東洋医学）に多少の差が生じています。

　現在では漢方＝漢方薬と理解される場合もありますが、漢方＝東洋医学と考えていただきたいと思います。ちなみに、漢方薬は、本来「湯液」と呼ばれます。

　東洋医学（漢方）は治療方法により大きく漢方薬（湯液）と鍼灸に分かれ、漢方薬は身体の内から、鍼灸は身体の外から治療をします。ちょうど内科と外科の関係と同じようなもので、漢方薬と鍼灸は車の両輪のように互いに補い、どちらも必要不可欠です[1]。

歯科領域における漢方薬と生薬　第章

（3）漢方薬7方剤が歯科保険適応になっている

　21世紀の現在、医療に東洋医学を取り入れることは、大きな流れとなっています。2004年から全国80のすべての医学部、医科大学で東洋医学がコアカリキュラムのひとつとして教育されています。その結果、医師で漢方薬を処方している者は86.3％（過去処方したことがある者も含めると96.3％）に及んでいます[2]。歯科領域では全国の歯科大学附属病院や病院歯科口腔外科の85％[3]で漢方薬を処方している実績がありますが、一般の開業医ではまだほとんど処方されていないのが実態です。

　現在、漢方薬の研究や再評価が進んでいると同時に、患者は生薬が身体にやさしいとかマイルドであるというイメージをもち、直接、間接的に漢方薬を選択しています。健康志向が高い人のほうが漢方薬を好み、漢方薬の治療を受けた人はリピーターになる確率が高いともいわれています[4]。今や漢方薬は医療用製剤だけでなく、大衆薬、市販薬の中の多くに広がっています。

　このような背景から歯科臨床にも漢方薬が必要であるとの声が上がり、2012年に漢方薬7方剤が歯科病名（口渇、歯痛、口内炎、歯周病）に対して健康保険適応となりました。歯科では健康保険適応の7方剤以外の処方については、個別で対応されることになっており、必要であれば7方剤以外の処方でも健康保険で処方することができます。

　7方剤についての病名と処方の関係は、歯痛で立効散、歯周病で排膿散及湯、口内炎で半夏瀉心湯、黄連湯、茵陳蒿湯、口渇で白虎加人参湯、五苓散となります。7方剤がどのような漢方薬で、どのように使用するかについては**表4-1**にまとめておきます[5]。

表4-1 歯科健康保険適応の漢方薬

半夏瀉心湯 (はんげしゃしんとう)

組成	半夏 4-6、黄芩 2.5-3、乾姜 2-3、人参 2.5-3、甘草 2.5-3、大棗 2.5-3、黄連 1
効果効能	鳩尾につかえと停滞感、食欲不振、吐き気、悪心、嘔吐、胸やけ、上腹痛、腹鳴り、軟便、下痢、肩こり、精神不安などがある急性および慢性胃腸炎、胃アトニー、胃下垂症、胃潰瘍、口内炎、不眠症、神経症などに用いる。
舌診	白～紅舌、薄白苔～微黄苔。
使用上のポイント	胃腸など消化器系の不調を訴え、特に胃部がつかえて硬い抵抗があり、腹鳴りがあって食欲不振・吐き気・嘔吐のある場合に用いる。抗がん剤による副作用の口内炎に対する治療薬として評価されている。
使い分け	半夏瀉心湯の乾姜を減じて生姜を加えたものを生姜瀉心湯（乾姜とはショウガの根茎を湯通しして蒸して乾燥したもの、生姜は湯通しせずそのまま乾燥したもの）、甘草を増量したものを甘草瀉心湯という。
副作用	間質性肺炎（発熱、咳嗽、呼吸困難、肺音の捻髪音などの症状）があらわれることがある。
要注意生薬	甘草。大量あるいは長期投与によって、甘草による偽アルドステロン症・低カリウム血症・ミオパシーが起きることがある。また、発疹・発赤・そう痒・浮腫・血圧上昇などの症状があらわれることがある。特に甘草の一日摂取量が高い甘草湯（8g）、芍薬甘草湯（6g）などの処方や2剤併用によりトータルの甘草量が多くなる場合には注意を要する。

黄連湯 (おうれんとう)

組成	半夏 5、黄連・甘草・桂皮・大棗各 3、乾姜・人参各 2-3。半夏瀉心湯（半夏 4.0、黄芩・人参・大棗各 3.0、乾姜・甘草各 2.0、黄連 1.0）の黄芩が桂皮と置き換わったもの。
効果効能	腹痛、悪心・嘔吐、胃部停滞感および重苦しさ、食欲不振、口臭、舌苔、心悸亢進、鳩尾の抵抗感、上腹部の圧痛などがある急性および慢性胃炎・胃腸型感冒・胃酸過多症、口内炎、二日酔いに用いる。
舌診	白～紅舌、薄白苔～微黄苔。
使用上のポイント	胃にやや激しい痛みがあって圧迫感があり、嘔吐・口臭・舌苔があり、食欲不振の時に用いる。
使い分け	胃痛が軽い場合は半夏瀉心湯、生姜瀉心湯を用いる。

立効散（りっこうさん）

組成	細辛 1.5-2、升麻 1.5-2、防風 2-3、甘草 1.5-2、竜胆 1-1.5
効果効能	忍びがたく、温度変化で痛みを増し、頭や後背に痛みが放散するような場合の歯痛、抜歯後疼痛、歯肉炎に用いる。アスピリン喘息やNSAIDs過敏症の患者への鎮痛剤として。
舌診	淡紅〜紅舌、薄白苔〜黄膩苔。
使用上のポイント	口に含みしばらく飲み込まず、薬効を歯や粘膜に行き渡らせてから飲み込む。
要注意生薬	細辛。日本薬局方細辛は、ケイリンサイシンAsiasarum heterotropoides F.Maekawa var.mandshuricum F.Maekawa（Aristolochiaceae）およびウスバサイシン Asiasarum sieboldii F. Maekawa の地下部の根と根茎を正條品とする。ところが、中国などでは、腎毒性のあるAristolochic acidを含有する可能性のある地上部を含めた全草が生薬として流通しているので注意を要する。

白虎加人参湯（びゃっこかにんじんとう）

組成	石膏15、粳米8、知母5、人参3、甘草2
効果効能	表裏の熱が甚だしく、口舌乾燥、煩渇して水を飲みたがり、大便硬く尿利増加し、悪風あり、時に発汗がある皮膚炎、湿疹、アトピー性皮膚炎、乾癬、腎炎、尿毒症、胆嚢炎、夜尿症、口腔乾燥症、口渇などに用いる。
舌診	紅〜紅絳舌、裂紋〜鏡面舌、無苔〜黄苔。
使用上のポイント	発熱に伴う激しい口渇に効果がある。発熱性疾患で脱水が明らかになり、「大煩渇」を呈する場合、人参によって脱水を予防、補気。小児や老人の激しい炎症にはこうした状況を呈しやすく、有効。糖尿病をはじめとする慢性疾患、熱中症の口渇に有効。

排膿散及湯（はいのうさんきゅうとう）

組成	大棗6、枳実・芍薬・桔梗・甘草・生姜各3
効果効能	疼痛を伴う化膿性の皮膚、口腔、咽頭などの腫物全般に対し排膿目的で用いる。吉益東洞が排膿湯と排膿散を合して排膿散及湯と名づけ、諸瘡瘍（そうよう：化膿菌が毛嚢や皮脂腺に感染して起きる炎症）を療す。
舌診	淡紅〜紅舌、白〜微黄苔。
使用上のポイント	炎症によるどのステージにも対応することができる。歯周病をはじめとする歯科口腔外科の排膿を伴う炎症性疾患全般に。

茵蔯蒿湯 (いんちんこうとう)

組成	茵蔯蒿 4-14、山梔子 1.4-5、大黄 1-3
効果効能	口渇があり、尿量少なく、便秘するもの、黄疸、上腹部の張り、心下部・胸部の閉塞不快感、摂食困難、頭汗、吐き気がある急・慢性肝炎、肝硬変、胃炎、腎炎、ネフローゼ症候群、じんましん・皮膚炎、皮膚そう痒症、麻疹、口内炎、舌瘡、脚気、子宮出血などに用いる。
舌診	紅舌、黄膩苔。
使用上のポイント	湿熱証全般に対する代表的な処方。一般には炎症性の黄疸（食毒、水毒、熱毒による裏熱）に用いられるが、滲出、カタル傾向をもつ皮膚、消化器の炎症に広く用いてよい。湿熱で熱証の強いものに適し、イライラのぼせなどをしずめるので肝胆湿熱に向くとされる。腹部が膨満して胸から鳩尾のつかえがあり、口渇があって大小便ともに通じない場合に用いる。
要注意生薬	大黄。子宮収縮作用、骨盤内臓器の充血作用が知られ、妊婦に投与しないのが望ましい。授乳中の婦人に対しても、アントラキノン誘導体が母乳を介して乳児下痢を起こすことがあるので慎重に投与する必要がある。そのほか、腹痛、下痢を起こすことがあり、また耐性によって反って便秘になることもある。

五苓散 (ごれいさん)

組成	石沢瀉 4-6、猪苓 3-4.5、茯苓 3-4.5、蒼朮 3-4.5（白朮も可）、桂皮 2-3
効果効能	口渇・尿利減少（嘔吐、頭痛、腹痛、浮腫などを伴う）、発熱・発汗して不眠、水を飲みたがる、よだれ・めまい・心悸亢進がある感冒、腎炎・ネフローゼ症候群、胃腸虚弱・胃下垂症、常習性頭痛、腎炎、肝炎、心臓性浮腫、暑気あたり、陰嚢水腫、胃腸型感冒、急性胃腸炎、夜尿症、帯状疱疹、口腔乾燥症、二日酔いなどに用いる。
舌診	白苔～白（黄）膩苔。
使用上のポイント	のどが乾き、小便の出が悪く、浮腫があって、頭痛、吐き気を伴うような場合に用いる。水液停滞（水毒）、あるいは水の体内における偏在に対する代表的な処方。

出典：木下武司・山岡法子『生薬処方電子事典Ⅱ』（オフィス・トウェンティーワン）一部改変

東洋医学の診断方法 [6]

　東洋医学のシステムは診断（弁証）が決定すれば、治療（論治、施治）法がそれに対応して決まります。診断の決定＝治療法の決定であり、このことを弁証論（施）治といいます。西洋医学との大きな違いは、現代医学病名に関係なく、東洋医学の診断である証＝身体の傾きが必ず確定できることです。証に対して治療法や処方が選択されるので、現代医学病名が同じであっても証が異なれば違う処方になりますし、異なる疾患名でも証が一致すれば同じ処方になります。

　東洋医学の診断には、四診（望診、問診、聞診、切診）といって、人間の五感を駆使して、情報を集め診断します。四診で集めた情報を総合分析することを四診合参といいます。

(1) 望診

　望診とは視覚を通じて行う診察方法です。臨床においては病人の肥痩、剛柔、血色、光沢などによって栄養状態や体質、陰陽、虚実の判定がつく場合が多いです。特に色では五色と五臓の関係より、青ければ肝、赤ければ心、黄ければ脾、白ければ肺、黒ければ腎の疾患を疑います。このことは現代医学にも通じます。

　望診の発展したものに舌診があります。歯科、口腔疾患の診断には特に舌診が大きなウエイトを占めます（詳細は後述）。

(2) 問診

　問診とは患者に問いたずねることです。したがって現代医療面接

と形式は本質的に同じなのですが、東洋医学では患者の自覚症状や体質傾向を重視するため、その内容は異なります。

　例えば、発熱にしても「外感発熱（実証）」と「内傷発熱（虚証）」に大別できます。外感発熱は外邪が侵入して正気と争うことにより引き起こされるもので、咳、鼻づまりがあり風寒を嫌う「表熱」、悪寒と発熱が交互にくる寒熱往来、季肋下部の痛みや充満感（胸脇苦満）、嘔吐、口苦く喉乾くとする「半表半裏熱」、悪寒せず悪熱し口渇、便秘や臭い下痢をする「裏熱」があります。一方、内傷発熱は陰陽の失調によって「陽虚発熱（気虚）」と「陰虚発熱」があります。このようにこれら発熱のタイプを知ることによって、漢方薬の処方や鍼灸でのツボが決定されるわけです。

　問診にはこの他にも、汗、大便、小便、生理、口渇、嘔吐、咳、出血、疼痛、肩こり、手足の冷えやのぼせ、など生活に密着した東洋医学独特の問診の進め方があります。

(3) 聞診

　聞診とは聴覚並びに嗅覚を用いて五臓や経絡との関係を診る診察法です。例えば、五香と五臓の関係では、肝は臊（あぶらくさい）、心は焦（こげくさい）、脾は香（こうばしい）、肺は腥（なまぐさい）、腎は腐（くされくさい）ということになります。歯科、口腔疾患の診断には特に口臭に対し敏感であるべきです。

　聞診にはこの他に、病人の声の調子や音階で診断したりする診断方法があります。

(4) 切診

切診とは手指を直接患者に触れて診察する方法（触診）で、臓腑や経絡の虚実を診断します。切診はその方法より脈の状態を診る脈診、腹部を触診する腹診、経絡に沿って皮膚や筋肉などの状態を触覚によって診察する切経に分かれます。

診断の近道 ── 八綱弁証と気血水弁証を理解する [7]

東洋医学の診断は人間の五感を最大限に使って情報を得て、その情報をもとに各種診断ソフトで判定します。このソフトには八綱弁証、気血水弁証、臓腑弁証、六経弁証、温病弁証などがあります。中でも八綱弁証と気血水弁証を理解しておくことが東洋医学診断の近道ですので、八綱弁証と気血水弁証について詳しく解説します。

(1) 八綱弁証の漢方診断 [8]

八綱弁証とは、陰陽に代表されるように方向性が全く正反対の因子（**図4-1**）について、その成分分析を行うものです。陰と陽はそれぞれ（寒、虚、裏）と（熱、実、表）の総領です。八綱はそれぞれ相互に関連しており、一つ一つを独立させて考えることは難しく、気血水弁証とも組み合わせて診断する場合が多くあります。

図4-1 八綱弁証

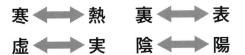

(a) 寒熱（疾病の性質－病性）

「寒」は、寒証－寒邪（冷え）におされるか、あるいは臓腑の陽気が不足することによって生じる人体の機能低下をあらわします。

　寒証の臨床症状は寒冷を嫌い、温暖を好みます。顔面は蒼白で四肢は冷えてだるい、尿は色が薄く、量が多い、大便は軟便気味、舌質は淡、舌苔は白潤滑、脈は遅（1呼吸に3回以下）あるいは緊（縄を引っ張り緊張したような感じ）などで沈（皮下深く重按すると触れる）のことが多い、腹壁は冷たいことが多い、などの状態です。

「熱」は、熱証－陽邪（温、暑、火）を感受するか、陽気亢盛によって生じる人体の機能亢進あるいは緒機能の偏盛（陰虚）をあらわしています。

　熱証の臨床症状は寒冷を好み、温熱を嫌います。口渇があり冷水を多飲する、顔面紅潮し、尿は色が濃くて、量が少ない、大便は便秘がち、舌質は紅、舌苔は黄、脈は数（1呼吸6回以上）、などの状態です。

(b) 虚実（正気と邪実の盛衰－病勢）

「虚」は、人体の正気（要するに元気、抵抗力）の不足を意味します。「虚証」とは正気の不足によりあらわれる症候で、正気の不足とは、抵抗力の低下、機能低下、物質不足を意味しています。

「実」は、邪気（要するに病因による反応）の盛んな状態です。「実証」とは邪気が盛んな時あらわれる症候（鬼の霍乱状態）で、正気はまだ損なわれておらず、邪気に対して体内で正気と邪気が激しく闘っている状態です。機能亢進、機能停滞も実証です。

　虚証は気虚（元気がない）、陽虚（陽気の不足で冷え）、血虚（貧血や滋潤成分の不足）、陰虚（血と水＝津液の両方が不足）などに分類し、実証は気滞（気の流れが停滞）、表実（悪寒、無汗、頭痛など）、裏実（発

熱、腹部腸満、大便秘結、疼痛など)、血瘀（血が流れず滞っている)、湿（水が滞っていたり、偏在している）などに分類します。

(c) 裏表（疾病の部位－病位）

「裏」は、臓腑、気血、精髄など内胚葉由来の消化管を中心とする内臓を意味します。裏証は病変の位置が身体の内部の深い部分に存在し、臓腑（裏の部分）にまで病変が及んでいる状態です。

　臨床症状は非常に多く、代表的なものには腹痛、下痢、便秘などが挙げられます。脈は沈。

(d) 陰陽（八綱の総領）

　寒熱、虚実、裏表を総合判断して、疾病が総合的に陰に属するか、陽に属するかを分類して治療の方向性を決定します。

　　＜陰＞－寒、虚、裏　　　＜陽＞－熱、実、表

(e) 八綱概念と対処法

　診断＝証が決まればそれに対し治療法が決定されます（**表4-2**）。冷えのものには温め（温法）、熱いものは冷やし（冷法）、足りないものには補い（補法）、多すぎるものからは抜き（瀉法）、裏証（下痢や便秘など）には体内に鬱積、蓄積された病邪を攻め下し（瀉下）、表証（感冒などの初期症状で悪寒、発熱、頭痛、鼻水、鼻づまりなど）では発汗によって外表に侵入した邪気を疏散させます（解表）。

　基本的には身体の傾きをNeutral（中庸）にもっていくことを試みます。瀉下や解表は東洋医学独特の考え方です。

表 4-2 八綱概念と対処法

- 寒 ▶ 寒冷の症候………温
- 熱 ▶ 温熱の症候………冷
- 虚 ▶ 正気不足…………補
- 実 ▶ 病邪の実…………瀉
- 裏 ▶ 体内部の症候……発汗以外の方法（瀉下）
- 表 ▶ 体表部の症候……発汗（解表）

(2) 気血水（津液）弁証の漢方診断 [9]

　人体を構成するものを気血水の三つの概念にのみ分けて、そのバランスで診断を行うものです。特に日本漢方で発展した理論で、分類が少なく、気血水のそれぞれの働きとその過不足について考えればよいので、入門者には理解しやすいといえます。

(a) 気について

　中国自然哲学では、万物はすべて気によって構成されていると考えられています。天地のはじまり、万物の生成、人の生命現象まで、気の変化によるものとされています。

　気とは大気、すなわち自然現象の一部でありますが、人体においては活動力の根元となるものです。人体を構成し、人体の生命活動を維持する精微なもの、すなわちエネルギーのようなものであるとともに、臓腑経絡の活動機能（精神神経系、免疫などの生体防御機構、内分泌系などを包括したもの）、すなわち人体機能そのものなのです。

(b) 血について

　血とは、血液、循環の意味以外に滋潤作用をもつ栄養物質も含めたものを意味しており、脈管内を流れる赤く液状のものの総称です。血

とは血液も含めた栄養分と考えればよいでしょう。人体においては精神、肉体的活動の源であり、血の機能は全身に栄養を与え、滋潤します。

(c) 水（津液）について

水とは体内のすべての正常な水液を意味し、飲食物から運化された栄養物質の液体部分です。水とは血液も含めた体内の水分と考えるとよいでしょう。

(3) 臓腑弁証（五行と臓腑関係）の漢方診断

東洋医学では臓腑を肝心脾肺腎の五臓と胆小腸胃大腸膀胱の五腑に分けて考えます。現代医学と比べると大脳の機能を肝と心が担うところが大きく異なります（**図4-2**）。五腑は五臓に対しての補助的な働きをします。五臓は五行理論の木火土金水にそれぞれ属し、互いに影響し合います。ちなみに、東洋医学では肝と表現して肝臓とはいいません。

図4-2 臓腑の現代医学的解釈

肝（木）：情緒系中枢、自律神経系、運動神経系、血液免疫系 ━━━ 胆
心（火）：心臓駆血機能、大脳皮質高次中枢系 ━━━ 小腸
脾（土）：消化器系、水分栄養代謝、末梢循環 ━━━ 胃
肺（金）：呼吸器系、皮膚、末梢体液平衡 ━━━ 大腸
腎（水）：生命維持、内分泌系、生殖器系、神経系、骨代謝→老化 ━━━ 膀胱

問診でのイメージを明確する舌診 [10,11]

　舌診は望診のひとつで、舌そのものの色、形、あるいは舌苔の色、性状などを診てその人の弁証論治を行う方法です。診断で一番大切なのは問診ですが、舌診は問診でのイメージを確かめる一手段としての位置付けとなります。

　舌は現代医学でも必ず診ますが、東洋医学ではさらに具体的に色、形、大きさ、苔の状態、歯型の有無、動き、潤いなど数多くの項目について診察を行い、患者の病態把握や、診断を行います。舌診は日頃より口腔内を観察している歯科医師にとっては非常に取り組みやすい診断方法のひとつです。

（1）舌色について

　舌を診た最初の色に対する感覚は、表層の舌苔によるものが大きく、舌苔の下に隠された舌本体（舌質）の色を見極めなければなりません。

　6ページの**写真4-1**のように淡紅色（淡いピンク色）が正常の色です。冷えや機能低下、あるいは貧血があると白くなり（淡白舌）、熱や機能亢進があると紅くなります（紅舌）。さらに熱が進むと絳舌（深紅色舌）となり、口腔乾燥が進んでも紅舌や絳舌となります。暗紫や暗紅色は血の滞り＝瘀血（ドロドロ血液）をあらわします。

　それぞれの舌の写真は6、7ページを参照してください。

(2) 舌形について

　元気がない（気虚）、あるいは浮腫があると舌は分厚くて大きくなります（胖大舌）。また、ボリュームアップに伴い側縁部に歯痕がついたりもします（歯痕舌）。

　明確な歯痕は睡眠時の過緊張による舌の歯牙への圧接が原因と考えられ、特に食いしばりや歯ぎしりの悪習癖があると歯痕が明瞭になります。このような人は歯の動揺に伴い、歯肉が下がりやすく、歯頸部にマイクロクラックという細かな傷をつけ、結果的に知覚過敏症が生じてしまいます。また、歯周ポケットが深くなり、歯周病を増悪します（歯周病のリスクファクター）。食いしばりや歯ぎしりの悪習癖が長く続くと、顎関節症を発症し、大きく口を開いた時や食べている時に顎関節部でカックンと音が鳴ったり、痛みを生じたり、ひどい場合は口が開かなくなったりします。

　歯痕舌の原因としてはこれ以外に低位舌（安静時に舌尖は上顎前歯部歯頸部に当たるか当たらないか程度の位置にあるが、舌筋の筋力低下により下顎前歯部歯頸部に位置する）が挙げられます。低位舌は嚥下能力が低下しているサインで、誤嚥、誤飲を生じやすい状態です。

　口腔乾燥状態が強いと痩薄舌（舌内筋の萎縮）、裂紋舌（田んぼのひび割れ状態）になり、さらに進行すると鏡面舌（苔がなくなり、乳頭が萎縮）となります。

　それぞれの舌の写真は7、8ページを参照してください。

(3) 苔色について

　苔の色が白いのは冷えをあらわしています。熱が上がると白い米を炒った時のように、黄色→褐色→黒色へと変化します。地図状舌

は思春期の女性に多いのですが、現代医学でもホルモン異常やアレルギーなどとの関連から難治性とされています。

それぞれの舌の写真は9ページを参照してください。

(4) 苔質について

高温多湿で飲水が多い日本人にはべっとりとして白く分厚く、剥がそうとしてもなかなか剥がせない膩苔が多いです。膩苔と上部消化器疾患との相互関係も報告されています。口腔乾燥症では無根苔、薄苔（薄く透けて見える）、燥苔が特徴です。

それぞれの舌の写真は9、10ページを参照してください。

東洋医学でのアプローチをした症例

東洋医学での歯科治療を行った症例を紹介しておきます。痛みや不快感の原因がわからず症状が改善しなかったため、当院を受診された方たちのものです。

(1) 患者：77歳男性

主　訴：左頬部疼痛。
現病歴：以前から洗顔時左頬部にピリッとした痛みがあったが放置していて痛みは消失。3日前から痛みが再発し、左口唇接触で激痛が走り、自宅近所の歯科医院受診。病院歯科口腔外科を紹介され来院。
既往歴：高血圧症で内科治療中。
経　過：真性三叉神経痛と診断し、テグレトール®100mg/day 投薬に

てペインコントロールを開始。当初9ヵ月間はテグレトール®100mg/dayでコントロールできていたが、その後テグレトール®がだんだん効かなくなって4年間で400mg/dayまで増量。そして、ついにその量でもペインコントロールができなくなる。このため東洋医学にて何とかコントロールできないかと治療依頼される。

東洋医学初診時の舌診では淡紅舌、微黄膩苔（11ページ**写真4-21**）。体内に水の偏在があると診断。テグレトール®400mg/dayはそのままで、五苓散7.5g/dayを追加処方。漢方薬併用後より激しい発作は起こらなくなり、併用2週間で白膩苔が改善してくる（11ページ**写真4-22**）。併用1ヵ月後には時々テグレトール®を内服しなくても痛みが生じないとのこと。舌診でも白膩苔がかなり改善（11ページ**写真4-23**）。併用1ヵ月半で痛みはほぼ半減。併用4ヵ月の舌診では白膩苔が完全消失（11ページ**写真4-24**）。この後テグレトール®200mg/day、五苓散7.5g/dayの併用でペインコントロールできている。

（2）患者：42歳女性

主　訴：舌縁部のビリビリ感。
現病歴：6ヵ月前から口の中に苦みを覚え内科受診。胃薬の投薬を受けるも症状に著変なし。その後、のどの詰まりを感じ耳鼻科受診。吸入処置受けるも症状に著変なし。最近さらに舌縁部にビリビリした痛みを覚え歯科口腔外科受診となる。
既往歴：6ヵ月前に腎炎になるが投薬なく、治癒。
経　過：来院までの病歴および痛みは食事時や会話時は痛みなく、安静時に痛む。肉眼的に器質的変化は認めないなどの臨床所見より、舌痛症と診断。初診時の舌診は紫暗舌で瘀斑と舌下静脈怒張を認める（12ページ**写真4-25、4-26**）。このため加味逍遥散6.0g/day投薬

開始。2ヵ月後の舌の変化は12ページ**写真4-27、4-28**を参照。その後、症状の変化に伴い加味逍遥散に十全大補湯、小柴胡湯、柴朴湯、セルベックス®、ドグマチール®を、処方を変えながら併用。最終的には加味逍遥散6.0gとドグマチール®150mg/dayの併用10週間にて初診より6ヵ月後、苦みとのどの詰まり、痛みがなくなり、舌診で瘀血態が改善し終了[12]。

おわりに

　東洋医学は随証療法といい、現代医学の病名による治療法選択とは全く異なり、証（一人ひとりの身体の傾き）にしたがって治療法が選択されます。先述した症例では三叉神経痛の治療に漢方薬が奏効したケースを取り上げました。痛みの制御とは関係ない、体内の水の偏在を改善する五苓散を処方したところ、舌診での舌の改善（きれいになっていく）と並行して神経痛の痛みが消えていきました。漢方薬の力で体内の水分代謝が正常になり、痛みも改善したのです。水分代謝の状態は舌診で診断が可能です。

　舌痛症の病態は中医学的にはストレス→肝気鬱結→血瘀の機序より気滞血瘀証と診断されるものが多く、血瘀証は舌診で舌色が紫色を示し、また舌下静脈の怒張などを認め比較的容易に判定できます。漢方薬で気の流れと血の流れをよくすると舌色はきれいになり、舌下静脈も細く本来の形態になると同時に痛みもなくなります。舌の変化と臨床症状が同時に改善していくことは非常に興味深いことです。

　現代医学でも治療が難しいとされている口腔扁平苔癬をはじめとする各種口腔粘膜疾患、三叉神経痛、非定型顔面痛、舌痛症などの神経性疾患、ドライマウスや口腔乾燥症などには東洋医学が有効で

あることが多いです。

東洋医学は西洋医学と違った診断指標であることを十分理解していただきたいと思います。これらの診断には患者の生活習慣や食事、排泄、睡眠などの生理現象、嗜好や運動など日常生活のあらゆる情報が複雑に絡んできます。しかし難しく考える必要はありません。方向性さえ間違いなければ「当たらずしも遠からず」で生体は必ず反応し、好転するからです。

もしあなたが歯科領域の疾患に対し、漢方薬による治療を希望する場合は、歯科大学や歯学部附属病院、大きな病院の歯科口腔外科、あるいは開業医なら日本東洋医学会、日本歯科東洋医学会、TAO東洋医学研究会会員の先生方の歯科医院へご相談ください。

「温故而知新」。古くて新しい東洋医学を現代医療にもっと積極的に取り入れてほしいと思っています。

参考文献

1. 久保茂正「膨大なデータと悠久の哲学と東洋医学とは何か」月刊専門料理　23、49~54、1988
2. 「漢方薬使用実態調査」Nikkei Medica　10月号別冊付録　33-38、2003
3. 砂川正隆、王宝禮、影向範昭、亀山敦史、椋梨兼彰、森純信、槙石武美、高橋眞一「歯科口腔外科における漢方薬の使用状況―大学病院における使用実態調査―」日本歯科東洋医学会誌　29、15～23、2010
4. 森田哲明「国際的な拡大の可能性を秘めた漢方～漢方薬産業の状況と今後の発展のために向けた課題～」NRI Knowledge Insight

10年新春特別号

5. 木下武司、山岡法子『生薬処方電子辞典Ⅱ』オフィス・トウェンティーワン　2012
6. 久保茂正「東洋医学の基本的な診察・治療法」歯界展望　104、1215〜1222、2004
7. 久保茂正「弁証論治ソフトを用いた診断・治療法」歯界展望　104、1223-1230、2004
8. 久保茂正「代表方剤（処方）と考え方—そのⅡ八綱弁証—」歯界展望　105、80-87、2005
9. 久保茂正「代表方剤（処方）と考え方—そのⅠ気血水弁証より—」歯界展望　105、72-79、2005
10. 久保茂正「ドライマウスと漢方」FFIジャーナル　Vo.216、No.1、20-28、2011
11. 久保茂正「口の中から全身を診る—舌診と歯科漢方—」日本歯科医師会雑誌　Vol.64、No.1、90-94、2011
12. 久保茂正「舌痛症」歯界展望　105、362-368、2005

第 5 章

美容領域における口・歯とツボの関係

一般財団法人子宝カウンセラーの会理事長・産業医科大学非常勤講師
邵輝

はじめに

　肩や首がこっている、と感じた時に押すと気持ちよい身体の特定の部位が「ツボ」です。東洋医学の世界ではツボのことを正しくは「経穴」と呼びます。

　ツボの起源は古く、石器時代にまでさかのぼり、とがったものに身体がたまたまぶつかった時に、疼痛が消えるという現象に気づいたことから、体表を刺激することで治療効果を得ようとする行為に発展したのではと考えられています。さらにこれらが古代中国に考えられた「陰陽五行思想」に取り入れられ「経穴」としての考え方が固められたようです。

　ツボの正体である経穴は、身体の内側と外側を通過するエネルギーが通る道と考えられている「経絡」の中継地点であり、エネルギーが注がれる場所であるとされています。

　ツボを介した治療は、世界的にも医療的効用が正しく認められている漢方医学のひとつで、2006年にはツボの位置に関する世界基準が世界保健機関であるWHOによっても確立されました。その定義によると、全身のツボの数は361個。特に筋と筋の間筋と腱の間筋と骨の間関節の膨らんでいる部分などに多く存在するとされています。

ツボ（経穴）とは

（1）経絡とツボ（経穴）の関係

　ツボ（経穴）について理解するために、身体を流れるエネルギーの

通り道である経絡について簡単に説明します。

　東洋医学では、「気血榮衛」と呼ばれるエネルギーが経絡を通って運ばれることによって身体全体に栄養が行き渡ると考えられています。

　身体を流れるエネルギーが通過する道である経絡の中継点であるツボは、身体内外のどこかに異常がある時に反応します。このため、異常がある部位の診断にも利用できる一方で、部位の治療にも利用できるという特徴があります。

　経絡とツボのかかわりに基づいた診断・治療システムは、3世紀初めに著された世界最古の医学書のひとつ『傷寒雑病論』に記載が見られるほど、古くから確立された理論です。

　経絡とは、「気・血・水」を全身へ運ぶ通路で、全身に網目のように張り巡らされています。

「気」は、気力、元気、気合いといった言葉に使われるように、「身体のエネルギーの源」です。「病は気から」といわれるように、気は生命を維持するエネルギーです。

「血」は、血管内に存在する赤色の体液の総称で、単に血液だけを指すものではありません。血液はもちろんのこと、栄養・酸素・ホルモン・水などを含んだものをいいます。

「水」は、身体の体液の総称で、「津液」、あるいは「陰液」とも呼ばれています。汗・尿・リンパ液・唾液・涙など、すべてが水に含まれます。

　経絡の走行は「内外を貫いて、上下を通す」といわれます。内外とは「内臓と体表」を指し、上下とは「頭から体幹や手足の末端」を意味します。気・血・水が経絡を通り全身へ運ばれることで、身体全体にエネルギーが行き渡るのです。

(2) 経絡という川を掃除する

　昔の人は経絡を「川」に例えてきました。そのため「channel（チャネル＝川）」と訳されることもあります。経絡と呼ばれる川には、太い川、細い川、頭頂から手先や足先まで流れる川といったいろいろな川があり、それらが身体の中を流れています。そして、その川に「気・血・水」が流れているというわけです。

　気・血・水が滞りなく流れていれば、身体のすみずみにまで栄養が行き届き、身体は健康に保たれます。しかし、経絡を流れている気・血・水の流れが「詰まる」「少なくなる」「あふれる」など、流れに異常が起こると、痛みやこりになり、身体が弱り病気になります。

　経絡という川に流れている気・血・水の状態を分析して、滞りなく正常な状態に戻すのが鍼灸です。鍼灸とはツボを刺激することで経絡を通じさせる、つまり経絡という川の掃除をする治療法です。

　しかし、経絡やツボは血管や神経のように目に見ることはできませんし、検査機器を使っても画像や数値でも表せません。現代医学では、「経絡」の存在はありませんが、東洋医学では、目には見えなくても大切なものなのです。

(3) 経絡の働き

　気・血・水の通路となっている経絡ですが、単純に気・血・水の通路だけではありません。経絡はさまざまな働きがあります。このうちいくつかの働きを紹介します。

(a) 生理作用

　経絡は全身へ「気・血」を運び、全身を栄養し、正常な生理状態を保っ

ています。

(b) 病理作用

　経絡は、気・血以外に病気も運びます。例えば、風邪の初期では悪寒や発熱が現れ、その後おなかの調子が悪くなったりと内臓に関する症状が現れたりします。

　東洋医学では、風邪のウイルスのように病気の原因が身体の外から襲ってくるものを外邪といい、風邪の初期の悪寒や発熱が起きている時は、外邪がまだ体表にあると考えます。ところが、その時点で治らないと外邪は経絡を通して体内に入り込んでしまい内臓に関する症状が現れます。

(c) 診断作用

　内臓などの不調は、経絡を通して体表のツボなどに痛みや硬結といった症状で現れます。

　つまり、経絡は内臓などの情報を体表へ伝達してくれているのです。

(d) 治療作用

　鍼灸、按摩、漢方薬は、経絡を通じてその効果が病んでいる部位へ運ばれます。鍼灸や按摩の治療で、患部から離れたツボに刺激をしても病気が治るのは、経絡により治療効果が伝わるからなのです。

(4) 経脈と絡脈を合わせて「経絡」

　例外はありますが、多くのツボは経絡の上にあります。「経脈」は身体を上下に流れ、「絡脈」は経脈から分かれ出たルートで、網目のように全身に縦横に流れます。

経脈には、「十二経脈」「奇経八脈」「十二経別」「十二皮部」「十二経筋」があります。

十二経脈は12本の経絡ですが、身体の左右にあるので、合計24本になります。十二経脈はそれぞれ特有の臓腑とつながっていることから治療上大切な経絡となります。

十二経脈とは違い、特定の臓器にはつながっていませんが、その走行や重要なツボが両脈上にあることから診断や治療では重要視される「奇経八脈」があります。「督脈」「任脈」「帯脈」「衝脈」「陰維脈・陽維脈」「陰蹻脈・陽蹻脈」があり、その中で特に診断や治療で重要となるのが、督脈と任脈です。督脈は背中の中央（背骨の上）を通り脊髄や脳につながります。任脈は身体の前の中央を通り生殖器につながっています。

絡脈には、「十五絡」「孫絡」「浮絡」があります。

口の美容とツボの関係

これから口とその周囲の美容にかかわるツボについて、詳しくみていきます。

（1）手の陽明大腸経

陽明大腸経経絡は指先から腕に沿って肩を通って口までつながっている経絡です（**図5-1**）。大腸経は食べたものを消化して栄養にする場所であり、大腸から摂取された栄養は経絡を通して顔の色を彩ることになります。大腸の調子が悪くなると顔色が悪くなるのはこのためです。

図 5-1 手の陽明大腸経

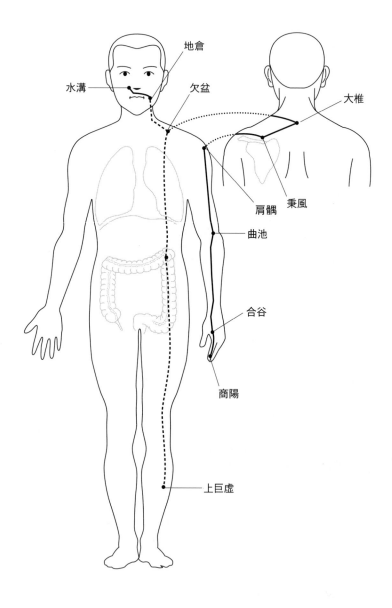

例えば便秘になると、ニキビがぽつぽつとできてきます。逆に顔にぶつぶつができると腸の調子が悪いと判断します。便の通りを改善することによって、ニキビやぶつぶつは解消します。

　大腸経は歯にもつながっており、面頬を通過して下歯痕内に入っていきます。そこで大腸経にある手のツボ「合谷」を押せば歯の痛みがとれるといわれています。抜歯する時に麻酔するのでなく、合谷に針を刺して治療をする歯科医もいるほどです。

　指先の「商陽」というツボをマッサージすると歯の痛みだけでなく、歯が頑丈になり、歯周病の予防にもつながります。ツボを押す場合、特にクリームを使ってマッサージするとやりやすく、効果も現れやすくなります。

　以上に挙げたツボは、歯ぎしりを治すツボともいわれています。歯ぎしりしている時、歯にはものすごい力がかかっており、肩こりや自律神経の乱れにもつながります。寝る前にこれらのツボを押すと、歯の力が抜けるのです。

(2) 足の陽明胃経

　足の陽明胃経絡は目の下から鼻の横を通って口の横を通り、それから首、胸を通って足のほうへとつながっています(**図5-2**)。ツボの中では「足三里」がよく知られており、松尾芭蕉の俳句にも、足三里にお灸をしたらいくらでも歩けるという有名な俳句があるほどです。

　この経絡でよく使うツボが口の横にある「地倉」です。年齢を重ねるにつれ「地倉」が下がっていくのですが、「地倉」を押すことによって口が上がり、老け顔の原因とされる濃くなったほうれい線を薄くすることができます。また、噛む力を強くすることにもつながります。

　また「地倉」は、むし歯の予防、治療ができるツボとしても知られ

図 5-2 足の陽明胃経

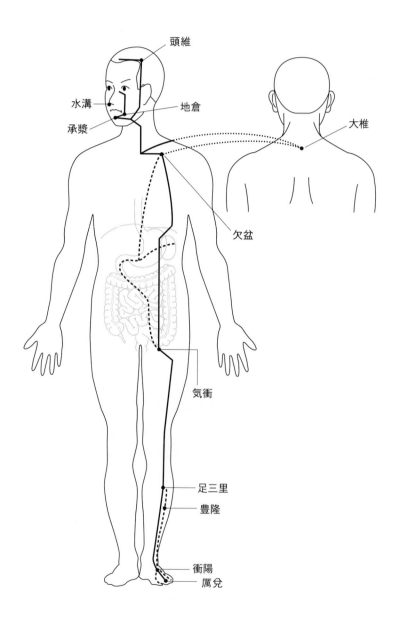

ています。ここを刺激すると血の循環がよくなり、唾液が出てきます。唾液は殺菌作用をもっているので、むし歯になりにくくなります。年齢が上がると唾液は出にくくなるので、ツボの刺激はむし歯予防にとってより効果的です。

　顔の上部にある「頭維」も、歯痛時に押すツボとして知られています。顔のバランスをとるツボでもあります。ご飯を食べる時、片方の顎ばかりを使って噛んでいると顔のバランスが悪くなっていきます。その時に「頭維」を押します。

(3) 足の太陰脾経

　脾は筋肉と関係しています。歯ぐきが弱くなって症状が現れる歯周病は、歯のまわりの筋肉が悪くなっている証です。太もものところにある「血海」と、足首にある「三陰交」は、血液の循環をよくし、冷え性の改善につながるツボとして知られています（図5-3）。ひいては口のまわりの血液循環もよくなり歯周病の改善につながります。

　昔から、女性は出産すると歯が抜けやすくなるといわれたものですが、妊娠中は血糖が高くなって歯周病にかかりやすいことが原因だとする説があります。つまり血の循環が悪くなっているということです。血行をよくすることによって、唇の色もよくなり、顔の乾燥を防ぐことにもつながります。

(4) 手の少陽三焦経

　この経絡は薬指から上がって肩、胸につながり、耳のまわりのほうへ通っています（図5-4）。手を合わせて親指があたる胸のあたりに「膻中」というツボがあります。そこが痛いとストレスがたまってい

図 5-3 足の太陰脾経

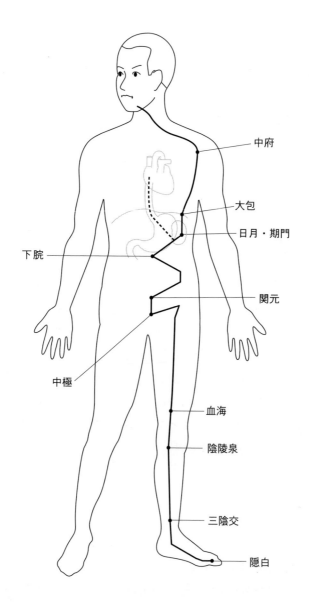

図 5-4 手の少陽三焦経

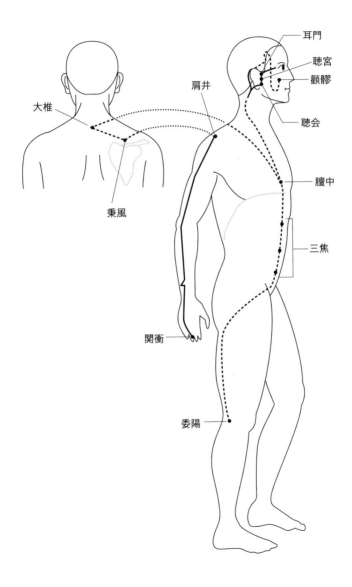

る証です。ストレスが和らげば歯痛の緩和にもつながります。

　耳にある「耳門」と「聴会」もストレスにかかわるツボです。緊張でストレスがかかると顎が外れることがあります。この二つのツボを刺激することによって、口のまわりのストレスを和らげれば、よく噛めるようになり、顎の働きがよくなります。口のまわりはストレスがたまりやすく、ストレスがたまると顔の表情も硬くなってしまいます。

　また、ストレスがたまると歯が前に出てきやすくなり、いわゆる出っ歯になるということも昔からいわれています。その場合も、この二つのツボをマッサージするとよいようです。

(5) 足の少陽胆経

　目と口がつながっている経絡です (図5-5)。目と歯はつながっており、深い関係があります。むし歯になりやすい子どもは目も悪くなるといわれます。

　代表的なツボは耳の前のへこんだところにある「聴宮」、耳の裏にある「風池」です。「風池」をマッサージすると目の疲れがとれ、口の疲れもとれてきます。歯が白くなるという説もあります。歯が黄色くなると目も黄色くなることがあるので、いきいきとした白い歯、目を維持するためにも重要なツボです。

(6) 任脈

　口からおなかを通る経絡です (図5-6)。女性は生理がきたり、妊娠すると歯が悪くなるといわれました。そこで刺激したほうがよいといわれるツボがおへそのところにある「神闕」です。昔から、へその

図 5-5 足の少陽胆経

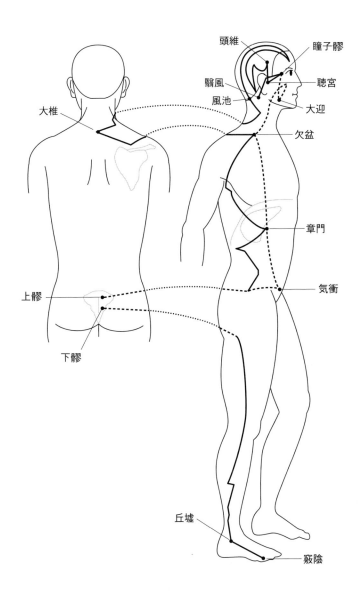

図 5-6 任脈

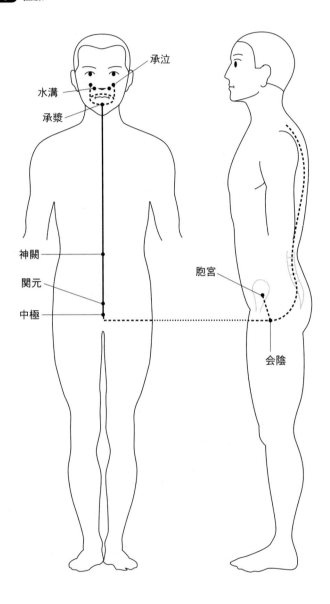

ところにお灸をしたり、冷やさないようにしましたが、それによって歯が丈夫になるといわれてきました。

美顔のツボあれこれ

　顔のツボは脈絡と関係が深く、ツボ周辺の肌を見れば血や気の巡りがよいかどうかがわかります。東洋医学ではこれを面相と呼んでいますが、実際のツボ周辺の肌の状況を見て治療に役立てています。
　例えば、瞳の下にある「四白」の周辺にくまや吹き出物ができる原因は血流が悪いからだと考えられます（**図5-7**）。四つ白くなるという漢字からもわかるように、シミの解消に有効で、血行促進にもつな

図5-7 美顔のツボ

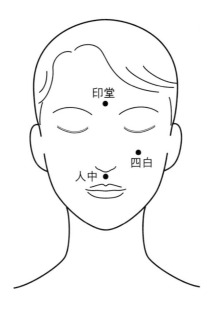

がるといわれます。「四白」は頭の経絡にもつながっているのでここの流れが悪い人は頭痛に悩まされている方が多いことも特徴です。

　鼻と上唇の間にある「人中」というツボは、年齢を重ねるごとに溝が薄くなっていくといわれます（**図**5-7）。溝が深いほど元気がよいとも考えられ、ここを刺激することで活力がよみがえるといわれています。また、子宮ともかかわりが深く、溝が浅いと子どもができにくいともいわれています。

　眉の間にある「印堂」というツボは、元気をつかさどっており、色艶で健康状態も把握できます（**図**5-7）。ここを刺激すると血行がよくなり、皮膚の新陳代謝がよくなることで、顔全体のくすみの解消や目の下にできるくまの改善にもつながるとされています。

第6章

デンタルリフレクソロジーによる美容と健康へのアプローチ

美容歯学普及協会会長
山田一夫

はじめに

　デンタルリフレクソロジーとは、歯肉マッサージから誕生した全く新しい美容健康法です。歯肉をやさしくケアすることによって、単に口腔の健康だけでなく、全身の美容と健康にアプローチすることができます。なぜなら、一般の歯肉マッサージと違って、リフレクソロジー理論に基づいているからです。

　今までの美容健康法は、身体の外側からアプローチするものがほとんどでした。デンタルリフレクソロジーは、口腔という身体の内側からアプローチすることによって、今までと全く違うシステムで、心身へと働きかけることができる美容健康法です。

　デンタルリフレクソロジーは、人間がもともともっている自然治癒力を活性させることにより、その人本来の健康で美しい状態へと導きます。副作用の心配もなく、安心してセルフケアとして日常に取り入れていただくことが可能です。

　自分らしく、健康で美しく豊かな人生を送っていただくためのツールとして活用していただくことができます。

リフレクソロジーとは

（1）「反射区」を刺激して身体を活性化させる

　リフレクソロジー（Reflexology）は、「Reflex（反射）」と「ology（学問）」を意味する接尾語からなる造語で、反射療法または、反射区療法とも呼ばれています。

反射とは、特定の刺激に対する反応として意識されることなく起きるものを指し、その刺激の情報伝達経路は神経系（反射弓）によるものとされています。しかし、リフレクソロジーにおける刺激に対する生体の反応のすべてを神経伝達系のみで解説することは不可能です。リフレクソロジーにおける生体の反応は神経系以外の伝達系も介して、さまざまな原理が組み合わさった結果発現したものであると考えられます。

　したがって、リフレクソロジーの反射とは、「特定の反射区への刺激に対する反応として意識されることなく起こるものすべてを指す」ととらえることができます。

　リフレクソロジーは、足の裏等の特定部位「反射区」を刺激することで、それに対応する全身の各部位を活性させる療法であり、補完・代替医療として世界中で活用されています。

　近代のリフレクソロジーは、アメリカ人医師ウィリアム・フィッツジェラルド博士が開発した「ゾーンセラピー」（区域療法）がベースとなっています。人の身体には左右対称にそれぞれ5本（左右で合わせて10本）のエネルギーラインが存在しており、あるゾーンにおける刺激は、同じゾーンに属する臓器、器官に影響を与えるという理論です。

　ジョー・リリー博士は、フィッツジェラルド博士の研究をさらに発展させ、足の反射区について、初めて複雑な図解を作成しました。これをフットチャートと呼んでいます。その後、反射区図は少しずつ改良され、現在の形に至っています（図6-1。13ページ）。

（2）反射区とツボの違い

　ツボは、鍼灸において刺激を与える体表の特定部位のことで「経穴」

と呼びます。中医学の概念では、人体には「経絡」と呼ばれる気血水の通り道が14系統あり、その経絡上にある治療ポイントをツボとして点でとらえています。

これに対し、リフレクソロジーにおいて刺激を与える特定部位「反射区」は全身の臓器が反射投影された「ゾーン」であり、面としてとらえられています。この点と面としてのとらえ方の違いが、ツボと反射区の違いになります。

よくフットリフレクソロジーのことを「足ツボマッサージ」と呼んでいる場合がありますが、厳密にいうとこれは誤りです。

デンタルリフレクソロジーとは

(1) デンタルリフレクソロジーの原理

動物の身体は、その働きによって、大きく二つに分けることができます。

一つは、「栄養―生殖」機能を営む植物性器官(植物にも存在する、生きるための根幹機能を担っている器官なので、このように呼ばれています)。もう一つは、「感覚―運動」機能を営む動物性器官です。動物は、植物が有する合成能力(光合成)をもたない分、栄養を自ら捕獲するために動き回らなければなりません。動物の基本的な構造は、**図6-2**のようにとらえることができます。

「感覚―運動」機能を有する動物性器官(軸)が、その内側に「栄養―生殖」を営む植物性器官(軸)を収納し運搬している形になっています。

動物性器官の特徴は、内臓を守るための体壁であると同時に、獲

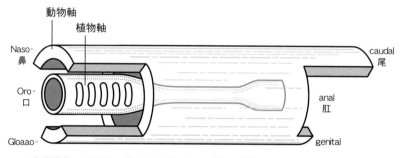

図6-2 二重の円筒構造

脊椎動物では体壁の筒から内臓の筒が"鰓の首"を覗かせ、両者が「鼻－尾」と「口－肛」に分極するが、外筒の腹壁筋は上陸と共に前後の両端が、舌と外陰の筋肉に分化し、食と性の営みに参加する（原図）。

出典：三木成夫『生命形態学序説』（うぶすな書院）

物を捕獲するための攻撃と防御の機能に長けていて、交感神経優位支配となっています。これに対して、植物性器官は、吸収・消化・循環等をつかさどる内臓器であり、副交感神経優位支配となっています。

　防御機構の重厚な体壁の外側から刺激するのではなく、デンタルリフレクソロジーでは、内側の植物性器官である粘膜に直接作用させるので、やさしい刺激でリラックスさせ、心身ともにリセットさせるための反応を、引き出すことが可能なのだと考えられます。

　中でも口腔は、植物性器官の入口であり、その知覚は三叉神経領域となっています（図6-3）。三叉神経は、脳から直接出ている十二神経の中でも、最大の神経です。デンタルリフレクソロジーによる繊細な歯肉への刺激（知覚）は、この神経を介して直接脳幹へと伝えられます。デンタルリフレクソロジーの施術においては、足裏等に比較すると、とてもやさしい刺激にもかかわらず、反応が現れやすいのは、このような口腔の神経支配によるものと考えられます。

図6-3 顔の神経図

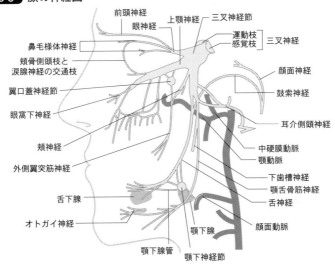

(2) デンタルリフレクソロジーの定義

デンタルリフレクソロジーは、歯肉マッサージから誕生した口腔清掃の一種であり、歯肉の反射区を刺激することで、全身の美と健康を提供する美容健康法です。単に歯肉をマッサージする行為ではありません。理論に基づいた口腔内の清掃や賦活化だけでなく、口腔内の反射区を刺激することで全身の美と健康を提供できることが特徴です。

フットリフレクソロジーのベースとなっているのが「フットチャート」と呼ばれる「足裏反射区図」ですが、デンタルリフレクソロジーにおいて、歯肉の特定の部位が身体のどの部分に対応しているかを突き止め、完成させたものが「ガムチャート（歯肉反射区図）」です（**図6-4**。14ページ）。

例えば、目の反射区は、上下ともに前歯を中心とした唇側の歯肉に存在します。目が疲れた時や、まぶたのむくみをとって、目をパッ

チリさせたい時などには、この反射区を中心にケアされることをおすすめします。

デンタルリフレクソロジーの実践

では、どのようにデンタルリフレクソロジーを実践するのかについて概略を説明します。

（1）口腔内観察

腫れていたり、出血している箇所があるとそこは施術できませんので、ヘルペス、口内炎はないかどうかなど歯ぐきの状態を観察します。

（2）口腔内トリートメント（ベーシック）

施術は、顔の左右を見て下がっている側から始めます。

例えば、左側の施術なら、右手の人差し指にジェルをなじませます。ジェルをつけていないほうはタオルで頬を支えます。ジェルは口の中の保湿とマッサージの摩擦抵抗を抑えるために使用します。

施術は上下（上顎・下顎）、左右（左側・右側）、内外（頬側・口蓋また舌側）で分けた八つのブロックを3分ずつマッサージしていきます。

図6-5を見ながら説明していきます。

口角から右手人差し指を入れて、ゆっくり唇側を膨らませるような感じで起始点である下顎の正中部（図6-5の①。以下同）に指を置きます。その後、②左下顎頬側、③左上顎頬側、つまり奥から施術を行っ

図6-5 口腔内トリートメント（ベーシック）の流れ

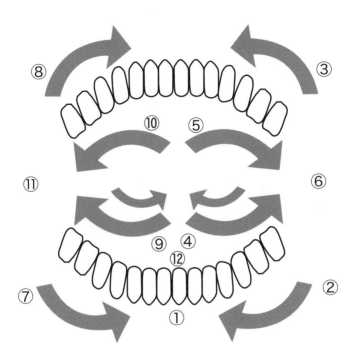

①下顎唇側　正中
②左側下顎　頬側
③左側上顎　頬側
④左側下顎　舌側
⑤左側上顎　口蓋側
⑥左側臼後三角（M）
⑦右側下顎　頬側
⑧右側上顎　頬側
⑨右側下顎　舌側
⑩右側上顎　口蓋側
⑪右側臼後三角（M）
⑫舌小帯両脇（N.O）

ていきます。これは、手前からすると施術の指が唇を巻き込んでしまうおそれがあるからです。このようにして、①下顎唇側正中から始まって、左側の②下顎頬側、③上顎頬側、④下顎舌側、⑤上顎口蓋側、⑥臼後三角、右側に移って、同じように⑦下顎頬側、⑧上顎頬側、⑨下顎舌側、⑩上顎口蓋側、⑪臼後三角の順番で施術をします。最後に⑫舌小帯両脇を左右軽く触れ、⑬咬筋を緩めて終わります(**写真6-1〜6-3参照**)。

(3) デコルテ、後頭部、耳の反射区

　口腔内のベーシック施術の次に、デコルテ(鎖骨部)と後頭部、そして耳の施術に移ります。鎖骨と鎖骨の間の真ん中のくぼんだところの少し下あたりにある胸骨柄を軽く押し込みます。胸骨柄のあたりは鼻と口の反射区です。あとは鎖骨の上の部分を横に滑らせるようにして軽く押さえます(**写真6-4〜6-6参照**)。

　後頭部は、まず上項線を見つけます。上項線は、指を首筋から後頭骨のほうに沿わせていき一番膨らみのあるところ(外後頭隆起)から左右の耳たぶの近くのところ(乳様突起)を結んだ線です(**図6-6**)。上項線の山脈様隆起部の下側斜面は下顎、上側斜面は上顎の反射区です。上項線の正中で左右に分け、真ん中に近いところから臼歯が始まり、乳様突起の近くになるにつれ前歯の反射区になります。指を当てて身体ごと体重移動するような感じで施術をしていきます(**写真6-7**)。

　耳は、全体を引き上げるようにほぐしながら耳の上まで上がり、次は耳たぶへ向かって広げるようにほぐしていきます(**写真6-8**)。

デンタルリフレクソロジーによる美容と健康へのアプローチ 第6章

写真6-1 口腔内トリートメント（②左側下顎頰側）

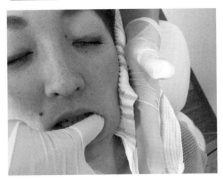

下顎頰側奥から行います（手前からすると、施術指が唇を巻き込んでしまいますので防止のためです）。
下顎唇側歯肉部の施術が終了後、下顎の齦頰移行部を施術指の腹を外に向けるように当てながら、奥から起始点に向かって指を動かします。

写真6-2 口腔内トリートメント（⑪右側臼後三角＜M＞）

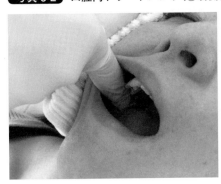

臼後三角（下顎最後臼歯の遠心部、下顎枝の根元）を施術します。
その後、上顎の頰粘膜を外側に広げるように指の腹を外側に向けながら、上顎のほうれい線に向かって、移動させ前歯のほうから出します。
頰粘膜を広げていく時、指先の感覚でとらえる、つっぱった感じがする時は何度かゆっくりやさしくほぐしてあげると、さらにフェイスラインのひきしまりにもつながります。

写真6-3 口腔内トリートメント（⑬咬筋）

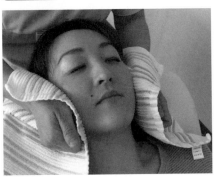

グローブをはずし、咬筋を緩めて、ベーシックの終了となります。

写真6-4 デコルテ（鎖骨部）①

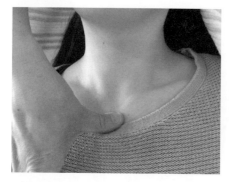

鎖骨の反射区（10分）。
基本、ベーシックで施術した側から行います。
鎖骨と鎖骨の真ん中のくぼんだところの少し下あたりも軽く押し込みます。（胸骨柄）3〜5回程度。
胸骨柄のあたりは鼻と口の反射区です。

写真6-5 デコルテ（鎖骨部）②

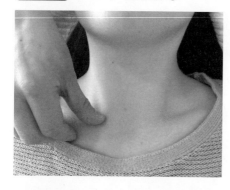

鎖骨を手で軽くつかむように施術します。
鎖骨の上の部分を横に滑らせるようにして軽く押さえます。

写真6-6 デコルテ（鎖骨部）③

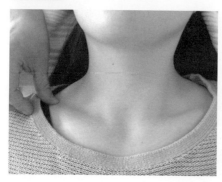

鎖骨（身体の中央）のところから目→頬→口角→おでこ→フェイスライン→首へとつながります。
施術の時、片方の手があいている時は肩（デコルテあたり）に手をそえるようにします。

図6-6 首の後側

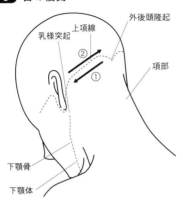

上項線が歯と歯ぐきの反射区になっています。

写真6-7 後頭部

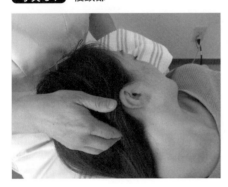

上項線の反射区（左右合わせて10分）。外後頭隆起から乳様突起に向かって施術します。

写真6-8 耳の反射区

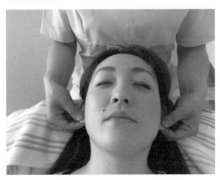

耳の反射区は両耳同時に5分。

デンタルリフレクソロジーの効果

(1) 外見的変化に即効性

　デンタルリフレクソロジーの施術により、心身ともにさまざまな効果が期待できます。その反応の中で、一番わかりやすく、即効性があるのは、姿勢や顔貌などの外見的変化です。これは姿勢反射、循環反射など、さまざまなシステムにより起こると考えられます。即効性を有することが美容目的の施術としても人気が高い理由のひとつとなっています。

(比較1)
　上半身は、肩甲骨から上腕が前へ巻き込み、腰がそり気味の姿勢でした。デンタルリフレクソロジーの施術により肩甲骨の巻き込み、そり腰が改善し、大腿部も若干スリムになっています(**写真6-9**)。

(比較2)
　施術後には、肩幅や背中がスッキリとしています。ご本人から、肩こりが楽になったという感想をいただくことができました(**写真6-10**)。

(2) ストレス低減にも効果

　精神面においても、非常に高いリラクゼーション効果を有することが特徴です。次に示しているのは、ストレス値についての、客観的実験結果です。

写真 6-9 比較 1　Before・After

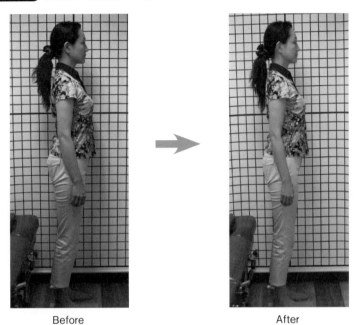

Before　　　　　　　　　　　After

写真 6-10 比較 2　Before・After

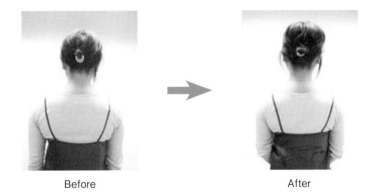

Before　　　　　　　　　　　After

デンタルリフレクソロジー（ベーシック）の施術直前と施術直後、各々の唾液中ストレスマーカーの量を計測したものです。

図6-7は、sympathetic-adrenal-medullary（SAM）系のストレスマーカーであるアミラーゼ活性の計測結果です。唾液アミラーゼは、口腔内でデンプンやグリコーゲンを消化する酵素で、不快な刺激で活性が上昇し、快適な刺激で低下します。デンタルリフレクソロジーの施術を行うと、明らかにストレス値が減少することが確かめられました。

図6-7 唾液アミラーゼ活性

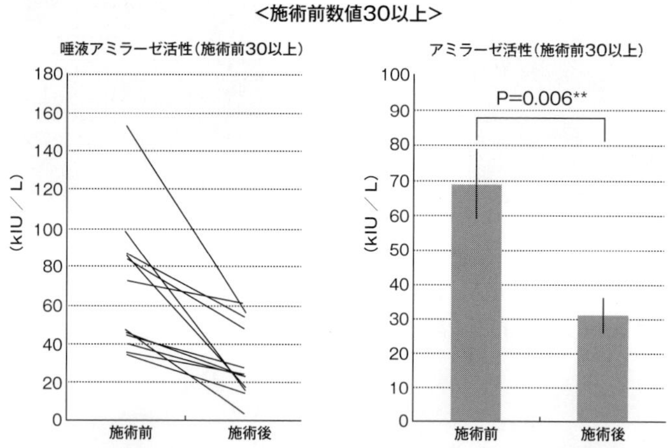

＜施術前数値30以上＞

唾液アミラーゼ活性は施術により有意差をもって減少
**p<.01，*p<.05，＋p.1

図6-8は、Hypothalamic-pituitary-adrenal（HPA）系のストレスマーカーであるコルチゾールの測定結果です。コルチゾールは、もともと人間が原野などで、動物に襲われるなど、身の危険が迫った緊急事態に出るように作られたホルモンです。ストレスにより、コルチゾール濃度は上昇します。

デンタルリフレクソロジーの施術後は、明らかにストレス値が減

少しています。これらの結果から、本人がストレスを主観的に感じているかの有無にかかわらず、デンタルリフレクソロジーの施術によってストレス反応が軽減されることが、客観的データとしても示されました。

図6-8 唾液コルチゾール濃度

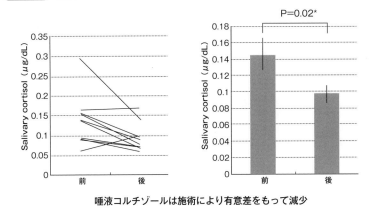

唾液コルチゾールは施術により有意差をもって減少

　身体的変化において、一番多くいただく感想は、「身体がポカポカと温かくなった」というご意見です。サーモグラフィーで、これについて、検証した結果が15ページの画像（**写真6-11**）です。
　施術した口腔局所だけでなく、手足等の末梢まで、体温の上昇が見られました。自律神経が調整され、全身的に血行が改善されたことによるものと考えられます。

（3）セロトニン神経活性作用

　セロトニンは心の安らぎにも、深く関与していることから、オキシトシンとともに、「幸せホルモン」と呼ばれています。
　セロトニンが不足すると、うつ病になることはよく知られていま

すが、それ以外にも、疲れやすい、イライラする、キレやすい、集中力がない、姿勢が悪くなる、ストレスがたまりやすい、依存症（アルコール、ギャンブル等）、睡眠ホルモン（メラトニン）減少による不眠、やる気が起きない、すぐくよくよする、パニック障害、その他さまざまな身体・精神的な症状などが発現します。

　本来、朝日を浴びて軽い運動を行い、規則正しいリズムで生活していれば、セロトニン神経は自然に活性されます。ところが、現代人特有のライフスタイルの中で、知らず知らずのうちに慢性的なセロトニン不足に陥っている人が増えています。

　一方、オキシトシンには、脳内セロトニンの分泌を促進させる作用があります。オキシトシンといえば、お母さんが授乳する際に、放出されるホルモンとして知られていますが、近年は、ストレス解消作用や、幸福感をもたらす神経伝達物質として注目されています。オキシトシンは、心地よいスキンシップ、マッサージ、性行動等により活性されます。

　デンタルリフレクソロジーの口腔からの施術によって、ストレスが軽減されたり、姿勢が改善されるのはデンタルリフレクソロジー特有のやさしい刺激が、オキシトシンの分泌を促進し、セロトニン神経を活性させるからだと考えられています。セロトニン神経の機能には、覚醒作用、疼痛抑制、心の状態の安定化作用等だけではなく、自律神経調整作用と抗重力（姿勢）筋運動ニューロンへの促進効果を有しているからです。

　デンタルリフレクソロジー（口腔内）の施術を受けている方の脳波を測定した結果が**図6-9**です。施術の後半15分経過したあたりから、セロトニン神経が活性した時に見られる$\alpha 2$波が観測されました。

図6-9 デンタルリフレクソロジーの施術を受けている人の脳波

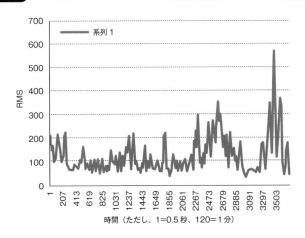

おわりに

　現代人はストレスや加齢などさまざまな原因によって口の中を萎縮させています。萎縮した口を中心にデンタルリフレクソロジーで緩和していくと、顔のむくみやゆがみの改善、歯ぐきの血行促進、歯周病予防、口臭予防などにつながっていきます。デンタルリフレクソロジーの口腔からの快刺激は、セロトニン神経を活性させ、口腔だけでなく全身の美容と健康にアプローチできることが示されました。

　デンタルリフレクソロジーは、自分自身で行うことも可能です。その際のポイントは、歯肉はとてもデリケートなので、やさしくケアすること。力を強くしたからといって効果が上がるわけではありません。自分が"気持ちいい"と感じる程度の刺激が望ましい圧となります。自身の指で行うこともできますが、専用のブラシとジェルを使用すると、衛生的に行うことができます。

　日常のセルフケアとしてデンタルリフレクソロジーを取り入れて、健康で美しく、豊かな生活を送っていただければ幸いです。

第7章

口腔粘膜と美容

姫路獨協大学薬学部分子病態学研究室教授
谷口泰造

はじめに

「いくつになっても若く美しくありたい」

美容、健康、精神すべての面において、もっときれいになりたい、いつまでも若く見られたい、誰もがこう願っていると思います。

この欲求は年を重ねるごとに強くなっていきます。これは加齢による老化が始まり、自らの願いとは逆の状態へと進んでしまうからです。そのため、多くの人はアンチエイジングに関する情報を収集し、肌に・体に・健康によいものを取り入れようとします。

情報は氾濫しています。書店には、「〇〇の医学」とか「何々によい△△」といったタイトルの本があふれています。同様にテレビでも健康に関する多くの番組が放映されています。病気になってから治療をするのではなく、病気を予防し健康寿命を長くしたい、いつまでも若く元気でありたいとの健康志向の高まりによるものだと思います。

「塗る」「食べる」コラーゲン・ヒアルロン酸への疑問

情報の多くは納得いくものなのですが、中には「あれ、それって本当なの？」と思うことがあります。例を挙げると、コラーゲン、ヒアルロン酸に関しての情報です。私の疑問をいう前に、まず、コラーゲン、ヒアルロン酸とは何かについて簡単に説明します。

(1) コラーゲンとヒアルロン酸

コラーゲンは、「―（グリシン）―（アミノ酸X）―（アミノ酸Y）―（グ

リシン)―(アミノ酸X)」とグリシンが3残基ごとに繰り返す1次構造(コラーゲン様配列)を有するタンパク質の一種です。コラーゲン配列が繰り返され、多くは、3重らせん構造をもった線維の形で存在します。細胞外基質の主成分で皮膚(真皮)や筋肉・内臓・骨・関節・目・髪などあらゆる組織に含まれており、細胞をつなぎとめる働きをしています(図7-1)。

図7-1 コラーゲンとヒアルロン酸の概念図

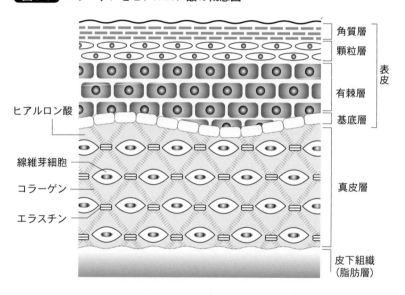

　コラーゲンは身体の全タンパク質の量の約3分の1を占め、現在、30種類以上が知られています。真皮、靭帯、骨にはⅠ型コラーゲンが、関節軟骨にはⅡ型コラーゲンが多く含まれています。Ⅲ型コラーゲンは、Ⅰ型コラーゲンと同様の組織に共存することが多く、創傷治癒などにかかわっています。量的にはそれほど多くありませんが、線維構造をとらず、膜貫通タンパク質として細胞接着に関与し、その異常が、水疱性類天疱瘡、接合部型表皮水疱症といった疾患を引

き起こすことで知られるコラーゲンもあります（XVII型コラーゲン）。ちなみに、体内で最も多いのがⅠ型コラーゲンで、分子量は約10万ダルトンあります（図7-2）。

図7-2 大きさの比較

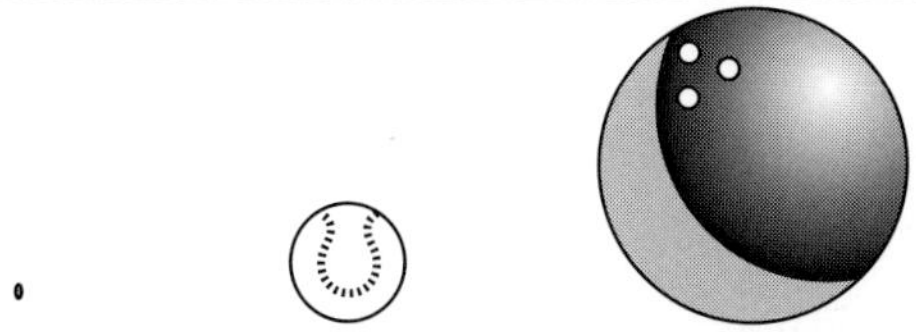

大きさ比較	ゴマ	ソフトボール	ボーリング玉
直径比	1	46	110
分子量	水分子 18ダルトン	コラーゲン分子 10万ダルトン	ヒアルロン酸分子 100万ダルトン

　このように、コラーゲンには多くの種類があり、それぞれ異なった働きがあり、組織によって発現している種類が異なるということです。

　一方、ヒアルロン酸は、N-アセチルグルコサミンとグルクロン酸（GlcNAc β1-4GlcA β1-3）の二糖単位が連結した構造を有する多糖類です。分子量100万ダルトン以上の高分子で、関節、硝子体、皮膚、脳など広く生体内の細胞外マトリックスに存在しています。非常に保水力が高く、化粧品の保湿成分などとして利用されています。

(2) 機能を発揮する形で取り入れられていないのが実情

　さて、私の疑問なのですが、現在、さまざまな化粧品や食品にコラーゲン、ヒアルロン酸入りの商品が存在しています。しかし、コラーゲンとヒアルロン酸は高分子、つまり分子量が大きいため、皮膚を

通じて吸収することはそもそも困難な物質なのです。分子量を小さくすれば入るだろう、とナノコラーゲンなるものも商品化されていますが、そもそもコラーゲン、ヒアルロン酸は高分子の状態でこそ本来の機能を発揮するのであって、このアプローチは本末転倒です。

　また、食べた場合、食物は消化管において消化酵素により分解・消化されますから、タンパク質であればアミノ酸に分解され、炭水化物であれば単糖類、ブドウ糖に分解されてから体内に吸収されます。ということは、コラーゲン、ヒアルロン酸を食べても体内に吸収されるのは、コラーゲン、ヒアルロン酸を作っているアミノ酸や単糖類で、もはやコラーゲン、ヒアルロン酸ではないということです。

有効成分を効率よく体内に吸収させるには

（1）口腔粘膜の利用

　では、こうしたコラーゲン、ヒアルロン酸を体内に吸収するためにどのようなアプローチがあるのでしょうか。私が提唱するのは、粘膜を通した吸収法です。皮膚はそもそも外界から身を守るための組織であり、体内のものを外に出す働き（汗など）はありますが、外界から体内へものを取り込む働きはあまりありません。皮膚からの吸収が期待できるのは、分子量がせいぜい300ダルトン未満の低分子です。湿布薬に含まれる薬効成分もこの範囲までです。そこで着目したのが粘膜なのです。

　口の中の粘膜は吸収効率が高いという事実は、口腔にかかわる人たちの間では周知の事実です。口腔粘膜から吸収されたものは、肝

臓で代謝される経路を通らずに身体に行き渡りますし、実際に舌の下に置いてゆっくりと溶かして用いる錠剤である「舌下錠」はそのような特性を活かして作られた薬です。

それならば、コラーゲンやヒアルロン酸のような高分子物質も、口の粘膜からなら効率よく吸収されるのではないかという仮説もすぐに立てられます。そのことに同意はしても、実際に試してみた人はいませんでした。そこで、実証試験に取り組むことにしました。

結論からいえば、予想どおりコラーゲン、ヒアルロン酸ともに皮膚を通してより、口の粘膜を介した場合の吸収効率のほうが圧倒的に高いことがわかりました。以下に、検証した結果を紹介いたします。

(2) 検証実験

(a) 目的

口腔粘膜は、①消化酵素による分解が少ない、②粘膜下組織の静脈を経て肝臓を通ることなく直接大循環に入る、③表皮とは違い、角層が存在しない、の三つの条件により、速やかに効率よく吸収されることが期待されます。

①②を確認するためにはin vivo実験（動物実験）が必要ですが、動物倫理上実施できないため今回は、EPISKIN社製（ニッコールグループ株式会社ニコダームリサーチ販売）の三次元培養組織モデル（口腔

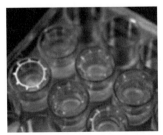

写真7-1
三次元培養組織モデルの形状

粘膜モデルと皮膚モデル）（**写真7-1**）を使用したin vitro実験（試験管内実験）で③を中心に検証しました。

(b) 試験方法

口腔粘膜モデル（SkinEthicTM HOE）、皮膚モデル（SkinEthicTM RHE）の上層に検体試料（濃度0.25 mg/mL、150μL）を入れ、組織中および組織を透過してリザーバー液層に達する試料の量を測定しました（**図7-3**）。また試験終了後の組織断面を顕微鏡にて観察しました。

図7-3 高分子物質の吸収試験

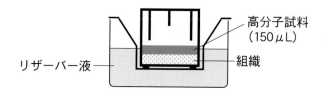

(c) 高分子の吸収

まず、分子量の違い、すなわち大きさの違いによる吸収効率を検討しました。この検討は、分子量の異なるデキストランを用いて行いました。

粘膜モデル（HOE）、皮膚モデル（RHE）の両方において、分子量が大きくなるに従いリザーバーへ達するデキストランの量、すなわち吸収されるデキストランの量が減少しています。また、予想どおり粘膜のほうが透過量が多く、皮膚に比べて200倍から1000倍効率が高いことがわかりました（**図7-4**）。おもしろいことに粘膜では、組織中のデキストランの量は分子量が大きいほうが多くなっていました（**図7-5**）。

第7章 口腔粘膜と美容

図7-4 口腔粘膜（HOE）と皮膚（RHE）の吸収量の違い

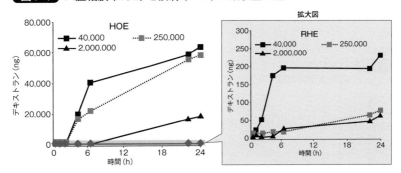

図7-5 組織中の吸収量の比較（デキストラン）

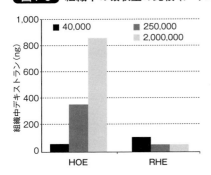

(d) コラーゲン、ヒアルロン酸の吸収

　仮説どおり皮膚は高分子の吸収が悪いこと、粘膜は皮膚に比べて格段に吸収能が高いことがわかりましたので、次にコラーゲン、ヒアルロン酸について検討しました。コラーゲン、ヒアルロン酸は、化粧品、健康食品などによく使用されるⅠ型コラーゲン（平均分子量13.9万）およびヒアルロン酸ナトリウム（平均分子量60万〜112万）を使いました。

　図7-6の結果より、組織中へのコラーゲンの吸収性や組織を通過したコラーゲン量は、HOEのほうが明らかに高いことがわかります。

　図7-7の組織中へのヒアルロン酸の吸収性は試験前の値と比べると

HOEは時間経過するごとに吸収量が増加していることが確認できます。また、ヒアルロン酸の組織透過性は、HOEのほうが明らかに高いことがわかります。

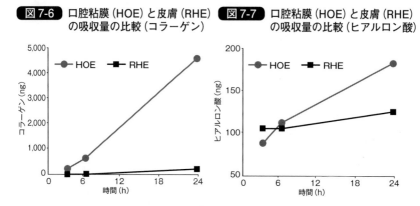

図7-6 口腔粘膜（HOE）と皮膚（RHE）の吸収量の比較（コラーゲン）

図7-7 口腔粘膜（HOE）と皮膚（RHE）の吸収量の比較（ヒアルロン酸）

(e) 組織断面の観察による吸収の確認

試験終了後の組織断面を顕微鏡にて観察し、高分子物質の浸透をビジュアルで評価しました（16ページ**写真7-2**、**写真7-3**）。

ヒアルロン酸の蛍光標識観察については、蛍光顕微鏡にて直接プレパラートを観察することで、外界から適用したヒアルロン酸ナトリウムに起因する蛍光を観察しました。

(f) 結論

Ⅰ型コラーゲンおよびヒアルロン酸ともに口腔粘膜モデルのほうが皮膚モデルよりも吸収量が多いことが確認されました。さらに、組織観察の結果から、コラーゲン、ヒアルロン酸とも皮膚モデルにおいては、角質層にとどまり、角質層より内部には吸収されていないことがわかりました（16ページ**写真7-2**、**写真7-3**）。

以上の結果により、コラーゲン、ヒアルロン酸を投与する際の経路として口腔粘膜の有用性が示唆されたといえます。

ここで誤解してはならないのは、本結果は、吸収という側面から考えた場合に粘膜が皮膚に勝るということであって、吸収以外の側面でのコラーゲン、ヒアルロン酸の働きを否定するものではないということです。皮膚表面においてもコラーゲン、ヒアルロン酸は優れた保水力を発揮し、皮膚の健康に役立つのはいうまでもありません。

口腔粘膜から健康と美を考える

（1）口腔粘膜の働き

　高分子であるコラーゲンやヒアルロン酸は、塗ったり、食べたりするよりも口腔粘膜を吸収経路としたほうがよいとする検証結果が出ましたが、ここではそもそも口腔粘膜はどういう働きをしているのかについて述べておきたいと思います。
　頬の内側など口の中を覆っている組織が口腔粘膜です。血管と神経が分布し、吸収や分泌などにかかわっています。
　そして、口腔粘膜の働きとして忘れてはならないのは味覚の場であるということです。甘味、酸味、塩味、苦味、うま味の五つが基本味として位置付けられますが、これら基本味の受容器すなわち味を感じる場所はヒトの場合おもに舌にあります。
　嗅覚すなわち臭いを感じることに比べると味覚は生涯を通じて比較的安定しているといわれていますが、それでも、加齢による衰えはあります。特に塩味に関する衰えは早くあらわれることがあります。若い人と食事をして自分だけが塩を振りかけているということがあれば要注意です。塩味覚の衰えは塩分の摂りすぎにつながり、ひいては高血圧、動脈硬化の原因となります。

私だけの意見かもしれませんが、年より若く見える人、男女ともに艶っぽい人には美食家が多いように思います。美食家といっても贅沢な食事をしている人、あるいは大食漢という意味ではなく、おいしいものをおいしく食べられる人、食事を楽しめる健康人という意味です。言い換えると、食事を楽しめない人は老化が早く進むのではないかということです。食事を楽しむためには、おいしいものをおいしく食べられるよう、口腔粘膜の健康を保ち、味覚を大事にしなければなりません。

(2) 口腔粘膜を用いた健康・美容法の課題と可能性

　口腔粘膜を取り巻く課題をまとめると以下のようになります。

1：口腔粘膜は熱い、冷たいといった温度刺激、アルコールといったタンパクを変性させる飲食物からの刺激、さらには感染の危険性といった外部からの傷害だけでなく、自身の歯による咬傷といった内部からの傷害の危険性に常にさらされています。これらはすべて口腔粘膜機能の低下につながります。

2：口腔粘膜に悪影響を起こすものに、口腔乾燥症があります。口腔乾燥症は、唾液腺が傷害され唾液分泌が低下し口腔内が乾燥することによって起こります。発症すると口腔の違和感、強い口臭、舌痛症や口腔粘膜の疼痛、口内炎や口腔カンジダ症、粘膜潰瘍や義歯性潰瘍の頻発、咀嚼、嚥下、味覚、構音などの障害を示すようになります。

3：先に述べたように高分子の口腔粘膜での吸収効率は皮膚の何百

倍もあります。しかし、その広さは、たかだか100～200cm²と狭いため、多量の高分子を吸収させるには工夫が必要です。

　これらの課題をどのようにして解決するか、その可能性を考えたいと思います。
　まずは、先の執筆者が述べたように、齲歯、歯周病の予防に努め、歯ぎしりの対策をし、マッサージも欠かさずに行うことが大事なことはいうまでもありません。
　他の方法として私が提案するのは、口腔粘膜シール（仮称）、口腔マッサージ棒付きカラメッラ（仮称）など、効率よくコラーゲンやヒアルロン酸などの成分を吸収させるためのものを利用することです（図7-8）。
　口腔粘膜シールは、コラーゲン、ヒアルロン酸といった有効成分をこのシールの中に含有させ、口腔粘膜に貼ります。シールは口腔内でゆっくりと溶けるものを利用します。そうすることでシール内の有効成分を口腔粘膜から効率よく吸収させることが可能になります。この方法は特に寝る前に利用するとより効果的です。睡眠中にゆっくりと有効成分が溶け出し口腔粘膜から吸収されるだけでなく、コラーゲン、ヒアルロン酸の優れた保水力から特に夜間に起こりやすい口腔乾燥を予防する効果も期待されます。
　口腔マッサージ棒付きカラメッラの「カラメッラ」とは、飴、キャンディーのイタリア語です。有効成分はカラメッラとして口腔マッサージのボールの表面にコーティングします。これで口腔内をマッサージします。有効成分は、マッサージをしている間に溶け出し口腔粘膜から吸収されることになります。カラメッラがなくなればマッサージ終了です。有効成分の効率的な投与とマッサージというダブルの効果が期待されます。

図7-8 効率よくコラーゲンやヒアルロン酸などを吸収させるグッズ（イメージ）

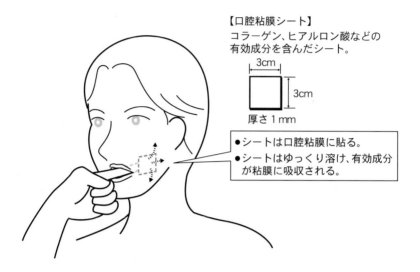

【口腔粘膜シート】
コラーゲン、ヒアルロン酸などの有効成分を含んだシート。

3cm
3cm
厚さ1mm

● シートは口腔粘膜に貼る。
● シートはゆっくり溶け、有効成分が粘膜に吸収される。

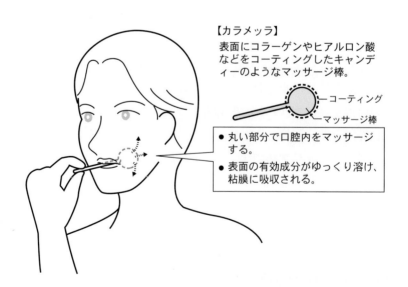

【カラメッラ】
表面にコラーゲンやヒアルロン酸などをコーティングしたキャンディーのようなマッサージ棒。

コーティング
マッサージ棒

● 丸い部分で口腔内をマッサージする。
● 表面の有効成分がゆっくり溶け、粘膜に吸収される。

今回は美容という側面から口腔粘膜の利用を考えましたが、口腔粘膜を利用した方法は、高分子薬剤の新しい投与方法　Drug Delivery System (DDS) になりうるものとして現在鋭意検討を続けています。

謝辞

　本稿に記載した三次元培養組織モデル（口腔粘膜モデル、皮膚モデル）を使った研究は、コスモステクニカルセンターの吉田大介様、井筒ゆき子様との共同研究によって導き出されたものであり、感謝申し上げます。また、記載したデータの概要は、第135回日本薬学会総会にて当研究室の田中葉子氏、当大学健康管理学教室の炬口真理子博士、株式会社オーラルファッションの髙木滋樹博士、株式会社アメイズプライスの山本良磨氏が発表したものから引用しました。この場を借りて感謝申し上げます。

口腔の健康は全身の健康の礎です——推薦の言葉

明海大学歯学部形態機能成育学講座口腔小児科学分野教授
渡部　茂

　この世に生を受けた赤ちゃんのまずは一口のおっぱいから、やがて末期の水を迎える時に至るまで、口腔は食べることで全身に生へのシグナルを送り続けます。健康な歯、粘膜、舌、唾液、そしてそれらを操る神経、筋を含む咀嚼システムは、神が与えた絶妙なメカニズムの下で精密に機能しています。
　しかし愚かな人間は、神とても想像し得なかった生活、暴飲暴食・怠惰不養生の限りを尽くし、生活習慣病という病気までつくり、せっかくのメカニズムを台無しにしてしまっている現状が垣間見えます。

　口腔環境の恒常性は唾液によって維持されています。毎分約0.3mL分泌される唾液は大量の汚れを除去し、低pHの清涼飲料水に対しては、実に約10倍の分泌量で歯を洗浄し、天敵、酸から歯を守っています。
　齲蝕や歯周病などはそもそも発症しないように張り巡らされた防御機構、しかし想定外の生活ではプラークが放置された劣悪な環境の下、歯は脱灰され、せっかくの唾液の効用も文字どおり焼け石に水となってしまいます。そしてその影響は口腔に留まらず、広く全身へ浸潤していることが最近の研究で明らかにされてきました。

　本書『口から始める健康と美容』は、ヒトの口腔から派生するさまざまな問題を追究し、ヒトに備わった防御機構の回復をはかり、いかに元の健康な生活を取り戻すかについての解説書です。主に前半は口腔と全身の関係、後半は東洋医学を基盤とした口腔と美容との関係について、従来とは異なった切り口で説明されています。
　本書が一人でも多くの人の手に取られ、口腔の健康がヒトの全身の健康の礎になっていることを理解する一助としていただければ、著者たちの目的は十分に果たされることとなるでしょう。

渡部　茂（わたなべ　しげる）
明海大学歯学部形態機能成育学講座口腔小児科学分野教授。1951年福島県生まれ。1977年岐阜歯科大学（朝日大学歯学部）卒業。歯学博士。1985年北海道医療大学歯学部助教授、1985年〜1987年Manitoba大学客員教授を経て1995年より現職。専門は口腔小児科学。おもな研究テーマは唾液・口腔環境・再石灰化療法。障害児の歯科医療。児童虐待と口腔保健に関する研究。

「美容と健康」のために有効な情報が満載です——推薦の言葉

フリーアナウンサー
松田朋恵

　子どもの頃から本読み人間だった。
　いつか、「あとがき」なるものを書いてみたい……それが夢だった。
　そんな私に「本の締めとして、あとがきのような推薦文を書いてもらおうと、松田さんに白羽の矢を立てたんですけど」と、谷口先生からの魔法の言葉。二つ返事で請けあったものの……待てよ‼
　私はつまり、ありとあらゆるジャンルの小説を読むのが大好きな文系人間。(体育会系でもあるが(笑))
　そんな私に、こんな理系の大先生方が共著なさった書籍の推薦文だとっ⁉

　気づいた時にはもう後には引けなくなっていた。
　原稿が送られてきた。チラッと見たら、何やら難しそうな記号みたいなものも書いてあるよぉ、どうしよう……。
　実は丸一日、放置しておいた。
　しかし！ 覚悟を決めて読み始めると、確かに難しい表現や専門用語もあるが、なんだか「読める」のだ。

　まず第１章では、むし歯菌ってそんなに怖いんだ！　ふむふむ、「唾液や歯垢などから直接判定できるような簡易キット」、将来的にできるといいだろうなぁ。
　そして第２章。口内炎、子どもの頃にたまにできて、その原因も聞いたことはあったけれど、こう解説されると腑に落ちるな。
「パタカラ体操」、思わずやってしまった。アナウンスの指導をしている立場からしても興味深い体操である。
　第３章は、以前子どもたちに、「ママ、歯ぎしり凄い時あるよ」といわれたことがあったので個人的には食い入るように読んだ。私の場合、強いストレスが原因だったようで、今は解放されているのでしなくなっているらしい。
　しかし、これは家族に歯ぎしり族がいる方も、自分がそうで悩んでいる方にも重要な情報が詰まっている章かと。
　第４章では、「歯科と漢方」という領域。実は何年か前、あるイベントで中医学の先生に舌を診ていただいたことがあり、舌の状態で健康状態がわかるの

か！と感心したことがあるので、そうそう、これもっと詳しく知りたかった〜！と読み進めた。写真も豊富なので、皆さんも自己判断をしたくなるはず。

続く第5章は「ツボ」のお話。

「指圧」という概念が定着しているので、この話はストンと入ってくる。全身のツボ＝経穴について改めて知ることができ、読みながらツボを押して確かめてしまう楽しい章だ。

うんうん、ここ効く効く！

皆さんもこの章は「押しながら」読んでくださいね。

第6章は「デンタルリフレクソロジー」。足裏や掌などの「リフレクソロジー」は日本でも定着しているが、口腔内にも反射区があって、そこをマッサージすることで美容にも健康にも、何やらいいことがあるらしいじゃあないですか！これも早速実行しなくちゃ！

そうこうしているうちにあっという間に最終章である第7章。

コラーゲン・ヒアルロン酸。

どちらも「美容にいい」とされている成分。これらを配合した基礎化粧品やドリンク類にはついつい手が出てしまいますよね〜、世の中の女性たちよ！

しかし……ええっ、そこに疑問符投げかけちゃうんですか、谷口先生っ!!

………ふむふむ……なるほど、「口の粘膜を介した吸収効率」か!! この説、凄いことかも。

読んでいて「なるほど」しか出てこない。

結論。

少々難しいことも書いてあるかもしれないけれど、これは確実に「美容と健康」のために有効な情報が満載の本だ。

しかも、ドクターたちにきちんと裏付けられた情報ばかり。

世の中に情報が溢れている昨今、「本物」の情報を得ることのできる貴重な一冊だということを確信して、拙文ながら推薦の言葉とさせていただく次第です。私のような、一般の読者の方々に共感していただけたら嬉しいです。

松田　朋恵（まつだ　ともえ）
元フジテレビアナウンサー。フジテレビ「アナトレ」アナウンサー養成講座特別講師。1963年東京都生まれ。1985年青山学院大学卒業後、フジテレビジョンに入社。アナウンサーとして「欽ちゃんのTVプレイバック」「3時のあなた」「プロ野球ニュース」「スーパータイム」等で活躍。1987年　結婚・出産を機にフジテレビを退社。現在は、フリーアナウンサーとなり、番組キャスターやレポーターの他、イベント司会や講演などで全国を回っている。

仲野和彦 (なかの　かずひこ)

大阪大学大学院歯学研究科口腔分子感染制御学講座（小児歯科学教室）教授、大阪大学歯学部附属病院小児歯科科長。歯科医師、日本小児歯科学会専門医指導医。
1971年沖縄県生まれ。1996年に大阪大学歯学部卒業後、大阪大学歯学部附属病院研修医、1997年より大阪大学歯学部附属病院小児歯科医員として小児歯科医としての研鑽を積む傍らで、口腔外から分離されたむし歯菌に関する研究に従事し、2002年に学位論文「感染性心内膜炎患者血液より分離された *Streptococcus mutans* の性状の解析」で大阪大学博士（歯学）を取得。2003年に大阪大学歯学部附属病院助手に任じられ、小児歯科外来医長に就任。2007年に同講師に昇任、2011年に大阪大学大学院歯学研究科口腔分子感染制御学講座（小児歯科学教室）准教授に昇任し、小児歯科副科長に就任。2014年より現職。
専門は小児歯科学、臨床口腔細菌学。主な研究テーマは、小児歯科学に関する研究とむし歯菌が及ぼすむし歯および全身への影響に関する研究。これまでに、循環器系、脳血管系、消化器系、泌尿器系などの多数の医師とともに国内外での研究を推進し、その研究成果を専門学会大会や専門誌に多数発表している。

【賞罰】
日本小児歯科学会学術賞、大阪大学総長顕彰などを受賞。

【所属学会】
日本小児歯科学会（理事、学術委員会副委員長）、日本小児歯科学会近畿地方会（副会長、常任幹事）、国際歯科研究学会、ヨーロッパう蝕学会、国際小児歯科学会。

山本和宏 (やまもと　かずひろ)

神戸大学医学部附属病院薬剤部薬剤師。岡山大学薬学部非常勤講師、神戸薬科大学非常勤講師。日本医療薬学会認定・指導薬剤師、日本腎臓病薬物療法認定・専門薬剤師、日本DMAT隊員。

1984年奈良県生まれ。2007年京都薬科大学薬学部卒業、2009年京都薬科大学大学院薬学研究科臨床薬学専攻修士課程修了後、神戸大学医学部附属病院薬剤部入局。2011年神戸大学医学部附属病院薬剤部薬品研究室室長代行、2015年岡山大学薬学部非常勤講師、神戸薬科大学非常勤講師を兼任、現在に至る。

分子標的治療薬特有の副作用メカニズムの解明をメインテーマとして研究を実施しており、その研究成果は国内外の各専門誌に論文として掲載されている。また、日本ゲノム薬理学会の理事として、ゲノム薬理学の一般化と薬剤師の活用について啓蒙活動を実施している。

【賞罰】
2014年日本医療薬学会優秀演題賞。

【所属学会】
日本薬学会、日本医療薬学会、日本TDM学会、日本腎臓病薬物療法学会、日本透析医学会、日本ゲノム薬理学会（理事）。

【著書】
『＜薬学教育6年制とこれからの展望＞次世代薬剤師を目指して』（共著／医薬ジャーナル社）、『JAID／JSC感染症治療ガイド2011』（共著／日本感染症学会・日本化学療法学会）。

執筆者プロフィール

渡邉愛未 (わたなべ　あいみ)

神戸大学大学院医学研究科薬物動態学分野博士課程大学院生。
1988年兵庫県生まれ。2013年に姫路獨協大学薬学部卒業後、神戸大学大学院医学研究科薬物動態学分野に4年制博士課程学生として在籍、現在に至る。2011年～2013年姫路獨協大学薬学部分子病態学研究室で学部生としてシコニンによるアレルギー性皮膚炎の治療効果や創傷治癒促進作用の研究を行う。2013年～現在神戸大学大学院医学研究科薬物動態学分野で博士学生として口腔粘膜細胞の炎症モデルに対するβグルカン・アルギニン包接シコニンの効果およびmTOR (mammalian target of rapamycin) 阻害薬による口内炎発症メカニズムの解明の研究を実施している。

【所属学会】
日本薬学会、日本医療薬学会。

英保武志 (あぼ　たけし)

歯科学博士・鍼灸師。日本歯科東洋医学会認定医。日本歯科東洋医学指導医。大阪歯科大学歯周病科非常勤講師。

1959年兵庫県生まれ。大阪歯科大学卒業後、大阪歯科大学歯周病学講座入局。1988年大阪鍼灸専門学校卒業、鍼灸師免許取得。1989年大阪市中央区にABO歯科クリニックを開業し（2000年に大阪北区へ移転）現在に至る。得意分野は歯ぎしり・食いしばりから歯や全身を守るマウスピースと漢方薬である。

自身の悩みでもあった「歯ぎしり・食いしばり力から歯を守りたい」という思いから、数多くのマウスピースを設計・製作。試行錯誤を重ね、違和感なく装着できるABO式マウスピースを完成させる。歯ぎしり・食いしばりの軽減はもちろん、全身状態をも改善する「魔法のマウスピース」と評判を呼び、全国各地から患者が訪れる。

【賞罰】日本顎咬合学会最優秀論文賞。

【所属学会】
日本口腔インプラント学会、日本顎咬合学会、日本歯科東洋医学会、日本東洋医学会、ランニング学会、TAO東洋医学研究会、大阪口腔インプラント研究会。

【著書】
『舌診入門』（共著／ヒョーロン）、『漢方治療指針』（共著／緑書房）、『日本歯科評論別冊2010　歯科医師・歯科衛生士ができる　舌診のすすめ！』（共著／ヒョーロン）他多数。

執筆者プロフィール

久保茂正（くぼ　しげまさ）

くぼ歯科・くぼ鍼灸院院長、大阪大学歯学部非常勤講師（歯科麻酔学）、大阪歯科大学特別講師（歯科東洋医学）、JCHO 大阪病院歯科口腔外科非常勤医師、歯科医師、はり師きゅう師、日本歯科東洋医学会指導医、専門医、日本口腔インプラント学会専門医、日本歯科色彩学会認定士、美容口腔管理学会認定医。

1959 年奈良県生まれ。1984 年に大阪歯科大学卒業後、大阪大学歯学部口腔外科学第一講座（現・顎口腔病因病態制御学講座口腔外科学第一教室）に研修医、医員として在籍し研鑽を積む。1987 年〜 1996 年大阪厚生年金病院（現 JCHO 大阪病院）歯科口腔外科医員。1989 年〜 1994 年大阪大学微生物病研究所細菌ウイルス部門（現癌発生研究部門発生遺伝学研究分野）で研究員として遺伝子組み換え技術による歯科分野の新しい研究を行う。歯学部としては先駆的で画期的な遺伝子工学から臨床への実用化を目指した研究を行い、1992 年「シグナル配列組換えによるデキストラナーゼ遺伝子の Streptococcus gordonii Challis 株における発現と活性デキストラナーゼの分泌」で大阪大学博士（歯学）を取得。1994 年〜 1996 年関西労災病院歯科口腔外科医長。1996 年から和泉市にてくぼ歯科・くぼ鍼灸院を開業、現在に至る。口腔外科を専攻しながら、ペインコントロールから東洋医学に興味をもち 1988 年には大阪鍼灸専門学校を卒業し、はり師、きゅう師資格を取得。1984 年から歯科医師のための歯科医師による歯科東洋医学講座、TAO 東洋医学研究会（副会長）を立ち上げ、2 ヵ月に 1 回全国の歯科医師に、歯科医療の中へいかに東洋医学を導入するか指導している。

【賞罰】
日本歯科東洋医学会学術奨励賞受賞。

【所属学会】
日本口腔外科学会、日本口腔インプラント学会（代議員）、日本歯科東洋医学会（理事）、日本東洋医学会、日本歯科色彩学会（理事）、日本臨床口腔外科医会（理事）、日本顕微鏡歯科学会、TAO 東洋医学研究会、大阪口腔インプラント研究会など。

【著書】
『入門歯科東洋医学』（共著／ブレーン出版）、『続今日からあなたも漢方医』（共著／医歯薬出版）、『チェアーサイドの効くオーラルサプリガイドブック』（共著／デンタルダイヤモンド社）、『漢方治療指針』（共著／緑書房）、『口の中から全身を診る−舌診と歯科漢方−』（DVD ／日歯生涯研修ライブラリー No.1008、2011）など他多数。

邵輝（しょう　き）

医学博士。一般財団法人子宝カウンセラーの会理事長、産業医科大学非常勤講師。
1963年中国山東省生まれ。1984年北京中医薬大学医学部卒業、1988年大阪大学微生物研究所でウイルス免疫学を研究、1992年大阪大学にて医学博士号取得。現在は天津中医薬大学客員教授、鑑真学院教授、産業医科大学非常勤講師、プーアル茶茶文化センター館長などを兼任。毎日放送テレビの健康情報番組『なるほど！』解説者（ツボ・漢方など東洋医学的養生）、朝日カルチャー「薬膳入門」講師、NHK文化センター「食養生講座」講師、リーガロイヤルホテル、ホテル ラ・スイート神戸ハーバーランド、シェラトンホテル、ホテル阪神「薬膳セミナー」アドバイザーなど活動は多岐にわたる。専門分野は、鍼灸、漢方、ウイルス免疫学、遺伝子学、予防医学で東洋医学の可能性を統合医療の観点から追究する。タンポポに高い抗ウイルス効果およびホルモン作用があることを突き止め、有効成分「T-1」の存在を発見。タンポポ研究の第一人者で、「タンポポ先生」とも呼ばれている。

【所属学会】
日本生殖医学学会、日本ウイルス学会、和漢医薬学会。

【著書】
『解毒革命』『4000年健康法』（ともにメタモル出版）、『レンゲで美顔』（本の泉社）他多数。

山田一夫 (やまだ　かずお)

歯科医師、医療法人豊生会理事長、美容歯学普及協会会長。
1962年大阪府生まれ。1989年広島大学歯学部を卒業し、1993年堺市にて山田歯科開業、2000年医療法人豊生会設立。1996年一般社団法人堺市歯科医師会理事、1999年大阪府歯科医師青色申告会連合会理事、2005年堺市歯科医師連盟理事長、2006年大阪府国保連合会審査員、2007年より美容歯学普及協会会長、現在に至る。
「ホリステック・ヘルス・プロモーション」を医療理念とし、整体を取り入れた歯科治療を展開。デンタルリフレクソロジスト養成講座、アプライド・キネシオロジー応用講座の講師を務める。テレビ大阪『健康手帳』等テレビ出演。

【所属学会】
日本摂食嚥下リハビリテーション学会、日本珪素医科学学会。

谷口泰造 (たにぐち　たいぞう)

医師・医学博士。姫路獨協大学薬学部分子病態学研究室教授。
1962年兵庫県生まれ。1988年神戸大学医学部卒業。1989年〜1990年神戸大学医学部附属病院、兵庫県立淡路病院内科で研修医、医員として在籍し研鑽を積む。1991年神戸大学大学院医学研究科博士課程入学、1995年博士課程修了（「ヒト・コレシストキニン-B／ガストリン受容体を介するp125FAKおよびp42MAPのチロシンリン酸化」に関する研究）。1995年神戸大学医学部第三内科医員を経て、兵庫県立高齢者脳機能研究センター研究部基礎研究科研究員兼内科医長に就任、認知症の研究（認知症モデルマウスSJLB作製）を行う。2002年神戸大学バイオシグナル研究センター講師（細胞内情報伝達の研究）、2004年神戸大学保健管理センター学校医、2007年姫路獨協大学薬学部客員教授を経て、2008年姫路獨協大学薬学部分子病態学研究室教授。研究と医療の現場、教育に幅広く従事し、現在は生薬を中心に新たなリード物質の探求とこれまでの研究成果の社会還元を目的とした商品開発に注力している。

【賞罰】
日本神経化学会奨励賞（「タウ蛋白のリン酸化制御機構と痴呆モデルマウス」）。

【所属学会】
日本医師会（認定産業医）、日本分子生物学会、日本薬理学会（評議員）、日本神経化学会（評議員）、日本内科学会、日本老年医学会、日本認知症学会、日本実験動物学会。

口から始める健康と美容

発行日	2016年2月5日 第1刷発行
定　価	本体1800円＋税
編著者	谷口泰造
著　者	仲野和彦　山本和宏　渡邉愛未　英保武志　久保茂正　邵輝　山田一夫
本文イラスト	梅本　昇　佐賀佳奈衣
編　集	田中智絵
編集協力	山口裕史
スタッフ	伊藤宣晃　木村　馨　白岩俊明　三澤　豊　中山浩之　西室　桂 薗部寛明　久田敦子　佐藤　晶　長　至巳
発行人	菊池　学
発　行	株式会社パブラボ 〒101-0043　東京都千代田区神田富山町8番地 TEL 03-5298-2280　FAX 03-5298-2285
発　売	株式会社 星雲社 〒112-0012　東京都文京区大塚3-21-10 TEL 03-3947-1021
印刷・製本	日経印刷株式会社

ⒸTaizo Taniguchi　Kazuhiko Nakano　Kazuhiro Yamamoto　Aimi Watanabe　Takeshi Abo
Shigemasa Kubo　Shawkea　Kazuo Yamada 2016 printed in Japan
ISBN978-4-434-21510-0

本書の一部、あるいは全部を無断で複製複写することは、著作権法上の例外を除き禁じられています。
落丁・乱丁がございましたらお手数ですが小社までお送りください。送料小社負担でお取替えいたします。